Los remedios homeopáticos
Origen y aplicación de los medicamentos naturales

Dr. Markus Wiesenauer

iUniverse.com, Inc.

San Jose New York Lincoln Shanghai

LOS REMEDIOS HOMEOPÁTICOS
Origen y aplicación de los medicamentos naturales

Published by iUniverse.com, Inc.

For information address:
iUniverse.com, Inc.
5220 S 16th, Ste. 200
Lincoln, NE 68512
www.iuniverse.com

Originally published by Editorial Paidotribo

ISBN: 0-595-19382-X

Printed in the United States of America

ÍNDICE

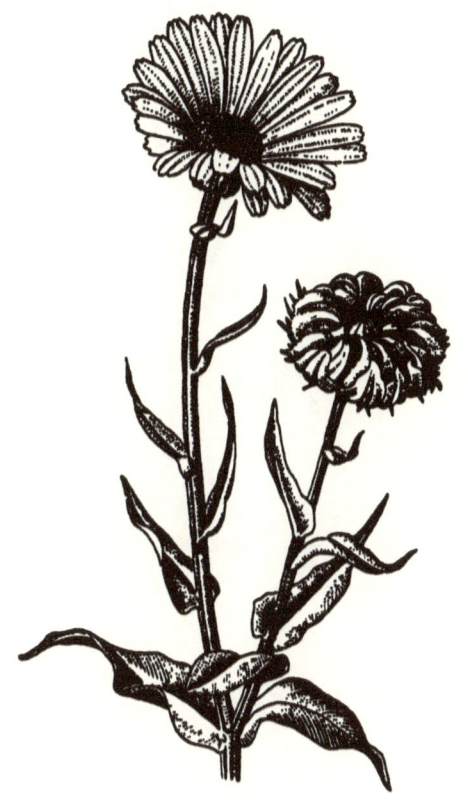

Maravilla - Calendula officinalis

ASPECTOS FUNDAMENTALES SOBRE LOS REMEDIOS HOMEOPÁTICOS

Para empezar, hay que hacer algunas, reflexiones pocas pero importantes, **«lo similar se cura con lo similar»**. Esta frase contiene el principio de similitud y, al mismo tiempo, es el principio terapéutico de la homeopatía. Con ello, se pone de manifiesto una de sus particularidades, que debe tenerse en cuenta en la elección y aplicación del remedio homeopático:

Debe existir una concordancia lo más exacta posible, es decir, una similitud entre el cuadro patológico, por una parte, y la imagen del remedio, por otra.

Para la elección del remedio indicado en cada caso no es suficiente con el concepto de la enfermedad. Se trata principalmente de tener en cuenta en qué se caracteriza especialmente la enfermedad en un determinado paciente. Por esta razón, en la elección del remedio no sólo son determinantes los datos que puedan comprobarse objetivamente, sino también las dolencias descritas por el enfermo mismo y de forma individual, las explicaciones subjetivas. Sólo cuando se hayan valorado todos estos datos se podrá hacer una elección adecuada del remedio aplicable. Por esto, es necesario presentar una descripción de cada uno de los remedios, sin basarnos exclusivamente en los conceptos de enfermedad establecidos, ya que estos sólo nos permiten elegir el remedio homeopático en contadas ocasiones (p.ej., en casos de hemorragia nasal).

A la hora de la **elección** del remedio adecuado se trata de encontrar los signos de la enfermedad típicos en el paciente. Cuanto más se «ajusten» los síntomas descritos, mayor será la seguridad a la hora de elegir el remedio homeopático y más rápidamente se conseguirá una mejoría o una curación de las dolencias.

En caso de duda, ¡pregunte a su farmacéutico y consulte al médico!

Los efectos de estos remedios, que suelen ser muy complejos, requieren una imagen propia del remedio. Son los síntomas peculiares lo que caracterizan cada remedio y cuya manifestación en el enfermo es condición necesaria para que su aplicación sea efectiva. Ésta es la razón por la cual un remedio específico se utiliza con frecuencia en enfermedades muy distintas.

Otro aspecto importante es el de la **potencia** del remedio. Teniendo en cuenta que la homeopatía debe entenderse como una terapia de estímulo y de regulación, es necesario indicar una única potencia (p.ej., «D3»). Con respecto a la potencia del remedio existe un cierto margen de juego que se adapta a las reacciones del enfermo. El médico debe guiarse de acuerdo con sus propias experiencias. Las potencias que se indican sólo son ejemplos y deben valorarse como pauta a seguir de forma general. Lo mismo vale para la verdadera **dosificación del remedio** (= cantidad de remedio), donde la reacción en cada caso individual frente al remedio es lo principal.

Otro aspecto a tener en cuenta es el empeoramiento de las dolencias (**agravación**), en cuyo caso el tratamiento debe interrumpirse durante uno o dos días (preguntar al médico o al farmacéutico). Más adelante, de ser necesario, tomar el remedio en una potencia más alta (p.ej., de «D6» se pasa a «D12»).

La dosis indicada en cada remedio debe facilitar su uso. Una mejoría de las dolencias indica una buena respuesta frente al remedio y, en consecuencia, indica que es **necesario** reducir la dosis (p.ej., reducir de «una tableta tres veces al día» a «una tableta una vez al día»). Si se mantiene la dosis del comienzo se puede producir un empeoramiento de las dolencias después de una mejoría inicial.

Si estudiamos los métodos curativos de Hahnemann tenemos que prestar atención a la presentación tan comprensible que hace de sus fundamentos, pues proporciona una comprensión general de la homeopatía. Con estos conocimientos podremos entender mejor las particularidades de esta terapia. Una explicación de los principios de la homeopatía acompañada de consejos prácticos y ejemplos se encontrará en la obra titulada *Homeopatía, un camino individual y cuidadoso hacia la curación*, una introducción a la homeopatía resumida y de fácil comprensión (del mismo editor, aparecido en la editorial Trias, Stuttgart).

Este repertorio es fruto de la experiencia práctica diaria. La razón por la que se escribió fue principalmente el deseo con frecuencia expresado de disponer de las imágenes de los remedios en el sentido de una «homeopatía para todos», lo que no sólo se ha tenido en cuenta a la hora de elegir los distintos remedios, sino también en la inclusión de cuadros patológicos y de sus distintas formas (a las que puede tener acceso una persona responsable y con interés). En este punto queremos recalcar lo siguiente:

Por principio, la edición de este repertorio no significa que apoye la automedicación.

Evidentemente, si las molestias permanecen durante largo tiempo o están acompañadas de procesos inflamatorios y estados de dolor de causa desconocida o fiebre alta, es imprescindible consultar a un médico.

En este libro se dan consejos prácticos sobre cómo se pueden utilizar los remedios homeopáticos como si fueran en cierto modo unos «primeros auxilios», así como también para tratar enfermedades leves. Su aplicación práctica naturalmente ayudará a entender cada vez mejor su forma de curación.

Las indicaciones sobre la proveniencia de los remedios ofrece una idea sobre la amplitud y variedad del tesoro homeopático. Este manual está dividido en tres apartados:

- Para tener una mejor visión general, la primera parte «de la cabeza a los pies» está clasificada según los grupos orgánicos. Tal y como la práctica lo muestra y enseña, es mejor comentar algunos remedios con sus imágenes presentadas de forma resumida y precisa. De esta forma es posible encontrar el remedio adecuado de forma rápida y segura en caso de necesidad. De todas maneras, es necesario utilizar el remedio más adecuado, es decir, los síntomas (signos de enfermedad) del enfermo deben ser lo más similares a los que aparecen en la descripción del remedio.

- En la segunda parte se hacen propuestas para equipar un **botiquín homeopático**, tanto para tener en casa como para llevarlo en los viajes. En él se comentan los ámbitos de aplicación más importantes del remedio, junto con la fuerza del mismo (potencia) y su forma de presentación.

- La tercera parte tiene la función de registro. Contiene una clasificación alfabética de los remedios utilizados con más frecuencia en homeopatía. Se describe de dónde provienen los remedios y cómo se aplican. También se incluyen entre paréntesis los nuevos nombres de los remedios, así como su forma más utilizada (dil. es dilución = gotas, tabl. son tabletas, glob. son glóbulos = gránulos). Para cada remedio se indican también las páginas de la primera parte donde se describe su campo de aplicación (campo orgánico).

Atención: La finalidad de un tratamiento natural como la homeopatía, no debe ni puede hacer desaparecer repentinamente los síntomas; éstos desaparecerán lentamente en el curso del proceso curativo.

CAMPOS DE APLICACIÓN DE LOS REMEDIOS

El estado general puede verse trastornado por diferentes razones: fundamentalmente, se trata de problemas psíquicos, problemas en el puesto de trabajo o con familiares, pero también estados asociados a una enfermedad, operación o alumbramiento. Si se sufre un trastorno del estado general de tipo mental y/o físico se manifiestan síntomas diversos, como son el decaimiento, la fatiga, la debilidad, el agotamiento, la falta de apetito y otros similares.

La elección del remedio homeopático se orienta sobre todo de acuerdo con el factor desencadenante, por lo que debe diferenciarse entre las causas mentales y físicas para poder obtener una mejor visión global. Por regla general, se indica el remedio que se «adecúa» al máximo.

REMEDIOS PARA LAS DOLENCIAS DE ORIGEN MENTAL

Ambra D6 - dil.

Es un remedio especialmente adecuado para personas muy impresionables que reaccionan con gran sensibilidad frente a todas las situaciones. De acuerdo con ello, incluso los más pequeños problemas y las menores excitaciones les producen una sensación de desamparo, decaimiento y agotamiento nervioso, un estado que no les permite conciliar el sueño y que hace que, después de despertarse, todo parezca más grave.

Dosificación: 3 veces diarias 5 gotas.

Argentum nitricum D 12 - dil.

Los acontecimientos inminentes le «hacen perder los nervios»: la persona está inquieta y nerviosa. La excitación afecta al estómago y al intestino. Las reacciones físicas consiguientes son los vómitos, las náuseas y la diarrea. También el corazón late con más fuerza y más deprisa.

Dosificación: 3 veces al día 5 gotas.

Gelsemium D 12 - dil.

Los acontecimientos inminentes producen una debilidad temblorosa, fuertes palpitaciones, náuseas y polaquicoprosis (defecación anormalmente frecuente; comparar con Argentum nitricum); sin embargo, muchas reacciones y acciones son más lentas («como paralizado»): se tiene la sensación de tener una mayor dificultad para pensar y hablar.

Gelsemium también está indicado cuando las dolencias descritas aparecen como consecuencia de un susto o una excitación. El remedio, así mismo, ha demostrado su eficacia para combatir la fatiga primaveral.

Dosificación: 3 veces diarias 5 gotas.

Ignatia (Strychnos ignatii) **D 6, D 12** - dil.

Es un remedio para aquellas personas –especialmente para mujeres sensibles– con problemas mentales producidos por una emoción, una preocupación, una aplicación o un susto. Ello'va acompañado de un rápido cambio de estado de ánimo, pasando de la alegría a la tristeza.

Como consecuencia, aparecen dolencias físicas, como son cefalalgias, disnea, gastrospasmos y diarreas.

Dosificación: 3 veces diarias 5 gotas.

Nux vomica (Strychnos nux vomica) **D 12** - dil.

Es adecuado para la persona impaciente, irritable, siempre en tensión, que duerme de forma intranquila y que por la mañana está de mal humor. El «sistema nervioso hiperexcitado» se hace notar también en calambres dolorosos: en el estómago, los intestinos o los músculos (lumbago).

Dosificación: 3 veces al día 5 gotas.

Cocculus D6, D 12 - dil.

Estado de ánimo irritado con fatiga y agotamiento a consecuencia de una falta de sueño prolongada (p.ej., cuidado nocturno de hijos o parientes, trabajadores nocturnos). También dolencias por cambios de horario.

Dosificación: 3 veces al día 5 gotas.

Avena sativa D 2 - dil.

Agotamiento nervioso con dificultad para concentrarse, palpitaciones e insomnio.

Dosificación: 3 veces al día 5 gotas.

ESPECIALMENTE INDICADO PARA NIÑOS

Agaricus D 12 - tabl.

Agotamiento, sensación de disgusto y cefalalgias a consecuencia de sobrecarga mental (p.ej., preparación de exámenes); el remedio también se denomina «alimento homeopático para estudiantes». Se puede utilizar en niños (pequeños) que se muestren siempre inquietos.

Dosificación: 2 veces al día 1 tableta.

Kali phosphiricum D 6 - tabl.

Disgusto, fatiga y decaimiento indican este remedio. Además de la incapacidad para llevar a cabo un trabajo mental (falta de concentración, mala memoria) se caracteriza por la debilidad muscular generalizada, a menudo acompañada de dolor de espalda (especialmente en adultos).

Dosificación: 3 veces al día 1 tableta.

Zincum metallicum D 12 - tabl.

Nerviosismo, irritabilidad y temor indican este remedio. Como síntoma característico destaca la marcada intranquilidad de las piernas, el sueño intranquilo y la falta de concentración (síntoma del miedo al colegio).

Dosificación: 2 veces al día 1 tableta.

REMEDIOS PARA DOLENCIAS DE ORIGEN FÍSICO

Conium maculatum D 6 - dil.

Agotamiento, debilidad y temblores internos en personas de edad avanzada. Evidentes procesos degenerativos, tanto mentales como físicos; signos de arterioesclerosis.

Dosificación: 5 gotas 3 veces al día.

China (Cinchona succiruba) **D 6** - tabl.

Se tiene sensación de debilidad y falta de fuerzas, tal y como ocurre después de haber sufrido una enfermedad con fiebre; asociado a diarreas acuosas, sudores nocturnos y falta de apetito.

China es un remedio reconstituyente después de pérdidas de sangre (p.ej., tras operaciones quirúrgicas).

Dosificación: 1 tableta 3 veces al día.

Acidum phosphoricum D 6 - glob., dil.

La fatiga mental y física está producida por un exceso de trabajo, un exceso de esfuerzo o por una enfermedad previa. Caracterizada por la fatiga diurna y el insomnio nocturno.

Este remedio es muy adecuado para las épocas de crecimiento y estudio. Especialmente indicado para niños en edad escolar que sufren de falta de concentración y apatía, se quejan de cefaleas y sufren de trastornos del crecimiento (dolores óseos).

Dosificación 5 gránulos o 5 tabletas 3 veces al día.

Haplopappus D 3 - tabl.

Agotamiento, decaimiento y sensación de debilidad a consecuencia de una tensión arterial baja. Este remedio debería tomarse durante un periodo de tiempo prolongado. No está indicado para trastornos circulatorios agudos (comparar con Veratrum album, pág. 39).

Dosificación 1 tableta 3 veces al día.

Arnica montana D 12 - tabl.

Agotamiento físico y fatiga después de trabajos intensos. El paciente se queja de mialgias y dolores óseos, así como de agujetas.

Dosificación: 1 tableta 2 veces al día.

Rhus toxicodendron (Toxicodendron quercifolium) **D 12** - dil.

Agotamiento y fatiga, acompañadas de dolores en tendones y ligamentos, especialmente después de intensas actividades deportivas o esfuerzos corporales.

Dosificación: 5 gotas 2 veces al día.

SUEÑO

El insomnio, el sueño intranquilo, las dificultades para conciliar el sueño son síntomas que pueden tener diversas causas (comparar también con «estado general», pág. 11). El remedio homeopático no actúa del mismo modo que una «pastilla para dormir», sino que regula de nuevo el comportamiento del sueño trastornado. El siguiente cuadro está pensado para hacer más fácil la elección del remedio adecuado, sobre todo si los problemas de sueño están acompañados de trastornos del estado general.

Insomnio a consecuencia de:

- Estados de miedo: Aconitum (pág. 16)
                                  Argentum Nitricum (pág. 12)
- Preocupaciones, problemas: Ambra (pág. 11)
                                  Ignatia (pág. 12)
- Exceso de trabajo, agotamiento: Kali phosphoricum (pág. 14)
                                  Cocculus (pág. 13)
                                  Avena sativa (pág. 13)

Chamomilla (Matricaria Chamomilla) **D 12** - tabl. glob.

Insomnio a consecuencia de un disgusto o relacionado con estados de dolor de diverso tipo. Destaca el comportamiento irritable y ausente del paciente (p.ej., el niño «insoportable»).

Dosificación: por la tarde 1 tableta o 5 gránulos.

Aconitum Napellus D12 - il., glob.

Se utiliza cuando el paciente se despierta repentinamente con fuertes palpitaciones y dificultades respiratorias. Característico de Aconitum es la fuerte sensación de miedo.

Dosificación: por la tarde 5 gotas o 5 gránulos.

Coffea D 6 - dil., glob.

Irritabilidad de los sentidos: el cuerpo y la mente están hiperexcitados. El corazón palpita con más fuerza de lo normal y con frecuencia se tienen sudores. Muy típico es el insomnio a consecuencia del enorme flujo de ideas.

Dosificación: por la tarde 5 gotas o 5 gránulos.

Passiflora ø-D2 - dil.

Los trastornos del sueño se manifiestan tanto por las dificultades para conciliar el sueño como por el hecho de que el paciente se despierta con frecuencia durante la noche.

Dosificación: por la tarde 5-10 gotas; Passiflora como tintura madre debería tomarse con agua caliente.

Indicación especial: la experiencia ha demostrado que Passiflora está indicada para aquellos pacientes que han tomado somníferos químicos durante largos periodos de tiempo.

Scutellaria lateriflora D 3 - dil., glob.

El insomnio se acompaña de intranquilidad nerviosa, causada por un gran esfuerzo mental.

Dosificación: por la tarde 5 gotas o 5 gránulos.

ESPECIALMENTE INDICADO PARA NIÑOS

Cypripedium D 6 - glob.

Los trastornos del sueño se acompañan por un gran flujo de ideas e intranquilidad física; el niño está completamente despierto.

Cypripedium es especialmente adecuado para niños y mujeres, así como para bebés, que se despiertan por la noche y después están alegres y despiertos.

Dosificación: por la tarde 5 gránulos.

Stramonium (Datura stramonium) **D 12** - glob.

Sueño inquieto, fantasías con temor, despertándose repentinamente por la noche, tal y como se observa con frecuencia en niños pequeños. Tiene miedo a la oscuridad y quiere que haya luz en la habitación.

Dosificación: por la tarde 5 gránulos.

Zincum valerianicum D 6 - tabl.

Gran intranquilidad en todo el cuerpo y constante movimiento de las piernas contribuyen a que se tengan dificultades para conciliar el sueño. Adecuado sobre todo en niños de edad escolar.

Dosificación: por la tarde 1 tableta.

RECUPERACIÓN (CONVALECENCIA)

Después de sufrir enfermedades, operaciones quirúrgicas o accidentes, a menudo pasa mucho tiempo antes de que el afectado haya recuperado por completo las fuerzas. Con frecuencia se aprecia un estado «achacoso», a pesar de haber superado la enfermedad, por lo que el paciente se queja de que su estado general está trastornado, manifestando diversos síntomas (comparar con pág. 11.)

Los principales remedios para la fase de recuperación, teniendo siempre en cuenta las causas y la sintomatología particulares, son los siguientes:

Okoubaka D 3 - tabl.

Estado después de una infección gastrointestinal con permanente sensación de plenitud, ventosidades pestilentes y tendencia a deposiciones acuosas.

Dosificación: 1 tableta 3 veces al día.

China (Cinchona succirubra) **D 6** - tabl.

Se mantiene una sensación de debilidad y falta de fuerzas, tal y como ocurre después de haber padecido una enfermedad con fiebre. Asociado a diarreas agotadoras, sudores nocturnos y falta de apetito.

China también es un remedio reconstituyente después de pérdidas de sangre (p.ej., después de operaciones quirúrgicas).

Dosificación: 1 tableta 3 veces al día.

Ferrum arsenicosum D 6 - tabl.

Muy útil para fortalecer al paciente después de que haya superado la enfermedad. Se caracteriza por un cierto grado de anemia, además de por su debilidad general y falta de apetito. Sobre todo para niños y para adultos que se sienten decaídos y fatigados.

Dosificación: 1 tableta 3 veces al día.

Magnesium fluoratum D 12 - tabl.

Fatiga, decaimiento y desánimo son síntomas que pueden aparecer después de una enfermedad en la que se vieron afectadas las vías respiratorias (nariz - faringe - bronquios); también se puede administrar tras un tratamiento con antibióticos.

Dosificación: 1 tableta 2 veces al día.

Sulphur D 12 - tabl.

La recuperación se produce con lentitud; la persona se siente débil, fatigada y sin fuerzas. Además se observa una falta de apetito, trastornos digestivos (diarrea y, también, estreñimiento) y dolores reumáticos, que deben entenderse como estados asociados a una enfermedad anterior.

Dosificación: 1 tableta 1 vez al día (cuidado con los pacientes con enfermedades cutáneas, ya que las erupciones pueden agravarse;

entonces debe interrumpirse la administración del remedio y consultar al médico).

Indicación especial: Sulfur también sirve como **remedio reactivo** y se utiliza siempre que un remedio bien seleccionado no ha tenido la efectividad esperada («despertador de reacciones»). Si la reacción inicial es muy fuerte, consultar al farmacéutico o al médico.

ESPECIALMENTE INDICADO PARA NIÑOS

Medicago sativa (alfalfa) D 3 - glob.

Falta de apetito, palidez que llama la atención, con malestar general y falta de ánimo a consecuencia de haber padecido una enfermedad infantil; también después del tratamiento con antibióticos.

Dosificación: 5 gránulos 5 veces al día

CEFALEAS Y MIGRAÑAS

Los estados de dolor en la región de la cabeza, sobre todo si se mantienen durante un periodo prolongado de tiempo o se intensifican, requieren que se realice una exploración cuidadosa por parte del médico. ¡En ningún caso debe recurrirse a un analgésico! No debe esperarse que los remedios homeopáticos produzcan un efecto inmediato, sino que deben considerarse una ayuda en los casos donde el dolor aparece de forma reiterada y en los que ya se ha establecido su causa. Se comentará aparte la migraña como forma especial de cefalalgia.

REMEDIOS EN CASO DE CEFALEA

Belladona (Atropa belladona) **D 6** - tabl.

La cefalea se manifiesta con dolores pulsátiles y lacerantes, con sensación de arterias palpitantes. Facies rubicunda y caliente.

El efecto de la luz y del sol, incluso el más pequeño movimiento y el mínimo ruido, agravan el dolor.

Dosificación: al principio hasta 1 tableta cada hora; cuando se produce una mejoría, 1 tableta 3 veces al día.

Gelsemium D 12 - dil.

Las cefaleas migrañosas comienzan en la nuca, se extienden por encima de la cabeza y se fijan en los ojos. Con frecuencia, van acompañadas de trastornos ,de la visión y sensación de vértigo. Es característico el embotamiento sensorial y la somnolencia («como narcotizado»). Agravamiento por el sol, el calor y el movimiento.

Dosificación: al principio hasta 3 gotas cada hora; al producirse mejoría, 5 gotas 3 veces al día.

Nux vomica (Strychnos nux vomica) D 12 - tabl.

Las cefaleas aparecen a consecuencia de un exceso de alcohol, nicotina y de café. Están acompañadas de náuseas y gastroespasmos, con claro agravamiento por la mañana al despertarse.

Dosificación: al principio hasta 1 tableta cada hora; al producirse mejoría, 1 tableta 3 veces al día.

Natrum sulfuricum D 12 - tabl.

Cefaleas migrañosas y neuralgias a consecuencia de conmociones cerebrales o de una lesión en la cabeza, aunque se haya producido hace años.

Dosificación: al principio hasta 1 tableta cada hora; al producirse mejoría, 1 tableta 3 veces al día.

ESPECIALMENTE INDICADO PARA NIÑOS

Calcarea phosphorica D 12 - tabl.

Cefaleas a consecuencia de clases continuadas y trabajo concentrado («cefalea de la escuela»).

Dosificación: 1 tableta 2 veces al día.

REMEDIOS EN CASO DE MIGRAÑA

Cyclamen D 6 - dil.

Migraña con trastornos de la visión, que suelen comenzar por la mañana y aparecen, sobre todo, en la frente y en las sienes. Con frecuencia, la cara está pálida, existe una tendencia a sufrir fuertes palpitaciones y todo pequeño esfuerzo debilita. El estado de ánimo es muy cambiante.

Dosificación: 5 gotas 3 veces al día.

Iris versicolor D 6 - dil.

Los dolores se asocian a trastornos de la visión e importantes molestias de los órganos digestivos, como pirosis, vómitos amargos y diarreas. La migraña suele aparecer en las fases de relajación («migraña del domingo»), así como a consecuencia de un esfuerzo nervioso excesivo.

Dosificación: 5 gotas 3 veces al día.

Sanguinaria canadensis D 12 - dil.

El desarrollo de la migraña es muy característico, ya que los dolores comienzan a primeras horas de la mañana, aumentan al mediodía y desaparecen por la tarde. El dolor suele situarse por encima del ojo derecho. Congestión en la cabeza (facies rubicunda), náuseas y vómitos con sensación urente son otras indicaciones de Sanguinaria.

Dosificación: 5 gotas 3 veces al día.

OJOS

Las dolencias agudas en los ojos deben ser tratadas por un médico, si no han desaparecido al cabo de unos días. En los procesos purulentos en los ojos debe consultarse inmediatamente a un médico. Realizar controles regulares es una medida preventiva.

Apis mellifica D 6 - dil.

Hinchazón de los párpados bastante importante y, normalmente, de aparición repentina («bolsas de lágrimas») con fuerte prurito y escozor. Clara mejoría al aplicar compresas frías y húmedas sobre los ojos. Suele estar producida por una reacción alérgica.

Dosificación: al principio hasta 3 gotas cada hora; cuando se produce una mejoría, 5 gotas 3 veces al día.

Euphrasia officinalis D 4 - dil.

Los bordes palpebrales están inflamados y enrojecidos; los ojos lagrimean constantemente. El escozor y el prurito van acompañados de una gran sensibilidad frente a la luz.

Dosificación: al principio hasta 3 gotas cada hora; cuando se produce una mejoría, 5 gotas 3 veces al día.

Indicación especial: como tratamiento externo de apoyo, se recomienda utilizar tintura madre de Euphrasia diluida en agua hervida (compresas para los ojos).

Ruta graveolens D 3 - dil.

Los ojos, que escuecen y duelen, están cansados al haber realizado un esfuerzo excesivo (coser, leer, etc.).

Dosificación: al principio hasta 3 gotas cada hora; cuando se produce una mejoría, 5 gotas 3 veces al día.

Indicación especial: también en este caso, se puede utilizar tintura de Ruta diluida para aplicar compresas sobre los ojos.

Staphisagria (Delphinium staphisagria) **D 6-** dil.

Este remedio es muy útil para curar orzuelos: una inflamación de las glándulas palpebrales.

Dosificación: 5 gotas 3 veces al día.

OÍDOS

Las otalgias suelen estar producidas por inflamaciones agudas del oído externo, pero, sobre todo, del oído medio. Si los dolores persisten o en caso de otorrea, es imprescindible consultar a un médico.

Las inflamaciones del oído medio se producen con mayor frecuencia en la infancia. Como medida «inmediata», han demostrado su eficacia los remedios siguientes, que se tomarán alternándolos:

Belladona (Atropa belladona) **D 6** - glob.

Las otalgias que aparecen de forma repentina se describen como muy intensas (dolor palpitante). Estado de inflamación incipiente.

Dosificación: al principio hasta 3 gránulos cada hora, alternándolo con Ferrum phosphoricum.

Ferrum phosphoricum D 6 - tabl.

Los dolores punzantes están provocados por la inflamación del oído. Se produce un aumento de la temperatura.

Dosificación: al principio hasta 1 tableta por hora, alternándolo con Belladona.

Cuando las molestias disminuyan, la dosis debe reducirse hasta 1 tableta o bien 5 gránulos 3 veces al día (¡control médico!).

Mercurius solubilis D 12 - tabl.

Otorrea persistente durante años, maloliente y escoriante. Frecuentes inflamaciones de los ganglios linfáticos.

Dosificación: 1 tableta 1 vez al día durante tres o cuatro semanas, después Silicea.

Silicea (Acidum silicicum) - **D6** - tabl.

Otorrea crónica, muchas veces con formación de escaras en el oído externo. La causa puede ser tanto una inflamación del oído medio como también del conducto auditivo.

Dosificación: 1 tableta 2 veces al día.

REGIÓN BUCAL / DENTAL

La utilización de los remedios que a continuación se detallan debe considerarse un complemento práctico al tratamiento prescrito por el dentista. Los controles regulares de los dientes, así como una cuidadosa higiene bucal y dental son las mejores medidas preventivas (lo mejor es cepillarse los dientes después de cada comida, usar colutorios con extractos vegetales y realizar seguidamente un masaje sobre las encías con un producto especial).

REMEDIOS ESPECIALMENTE INDICADOS PARA ESTADOS DE DOLOR

Magnesium phosphoricum D 6 - tabl.

Odontalgias neurálgicas (cuellos de los dientes sensibles) que reaccionan especialmente frente al frío y el aire frío. Nervios dentales irritados (p.ej., también después de una intervención rutinaria).

Dosificación: al principio hasta 1 tableta cada hora; al producirse una mejoría, 1 tableta 3 veces al día.

Arnica montana D 6 - dil.

Se administra después de la extracción de un diente, ya que interrumpe las hemorragias y alivia el dolor producido por la herida, estimulando su curación.

Dosificación: 5 gotas 4 veces al día.

Indicación especial: como medida adicional para acelerar la curación se pueden hacer enjuagues con tintura de caléndula diluida.

Hypericum perforatum D 4 - dil.

Después de un tratamiento médico (extracción dental) para aliviar el dolor y estimular la cicatrización de la herida. Adecuado para alternarlo con Arnica.

Dosificación: 5 gotas 4 veces al día.

Arnica e Hipericum se pueden tomar de forma alterna en la dosis indicada.

Nux vomica (Strychnos nux vomica) **D 6, D 12** - dil.

Odontalgias después de un empaste dental.

Dosificación: 5 gotas 4 veces al día.

REMEDIOS ESPECIALMENTE INDICADOS PARA INFLAMACIONES

Acidum nitricum D 12 - dil.

Fisuras muy dolorosas y ligeramente sangrantes en las comisuras de los labios.

Dosificación: 5 gotas 2 veces al día.

Borax (Natrium tetraboracicum) **D 6** - tabl.

Sobre la mucosa bucal aparecen vesículas blanquecinas, redondas y pequeñas, las denominadas aftas. Éstas se pueden desarrollar como reacción alérgica a las prótesis dentarias.

Dosificación: 1 tableta 2 veces al día.

Indicación especial: para los enjuagues se recomienda utilizar adicionalmente tintura diluida de Echinacea.

Mercurius solubilis D 12 - tabl.

Indicado en casos de inflamación de las encías y de la raíces de los dientes, así como de la mucosa bucal. También es indicativo el aumento de la salivación y la alitosis.

Dosificación: 1 tableta 2 veces al día.

Indicación especial: como medida adicional se recomiendan los enjuagues con tintura diluida de Echinacea.

Silicea (Acidum silicicum) **D 6** - tabl.

Adecuada para el tratamiento de la atrofia de las encías con el consiguiente aflojamiento de los dientes (parodontosis).

Dosificación: 1 tableta 2 veces al día.

Indicación especial: Silicea debería ser administrada con diferentes potencias (D6, D4) durante un cierto intervalo de tiempo; también se puede utilizar alternándolo con Mercurius solubilis. De gran eficacia son los enjuagues con tintura diluida de Calendula.

ESPECIALMENTE INDICADO PARA NIÑOS

Chamomilla (Matricaria chamomilla) **D 12**- glob.

Cuando existen dificultades en la dentición de los niños y que suele estar asociado a diarreas (diarreas de la dentición).

Dosificación: 3 gránulos 2 a 3 veces al día; cuando se produzca una mejoría, interrumpir su ingestión.

REGIÓN DEL CUELLO

Son precisamente las molestias incipientes de la región de cuello y la laringe las que se pueden tratar con mayor éxito utilizando remedios homeopáticos en el marco de la automedicación. Lo importante es que se comience pronto con el tratamiento (comparar, también, «laringe y faringe», pág. 30.)

Si las molestias persisten y los dolores se intensifican, es imprescindible consultar a un médico. Dado que en ocasiones la infección de la laringe aparece al principio de una enfermedad que afecta a las vías respiratorias, o al comienzo de un catarro, deben tenerse en cuenta los remedios comentados para estas enfermedades (pág. 37).

Las enfermedades infantiles están recogidas en un capítulo aparte (pág. 65).

DOLENCIAS AGUDAS

Belladona (Atropa belladona) **D 6** - tabl.

La laringe presenta una inflamación rojiza, está áspera y muy seca. Destaca la constante necesidad de tragar, a pesar del dolor que ello produce. Apariencia febril de los enfermos y piel sudorosa.

Dosificación: al principio 1 tableta cada hora; cuando disminuyen las molestias, 1 tableta 4 veces diarias.

Apis mellifica D 6 - dil.

Dolores punzantes y urentes en cavidades faríngea y laríngea con importantes dificultades para tragar. Apariencia vidriosa e inflamada de la faringe. Sensación de sequedad de boca, pero sin sed.

Dosificación: al principio hasta 3 gotas cada hora; cuando disminuyen las molestias, 5 gotas 4 veces al día.

Phytolacca D 4 - dil.

Dolor de garganta, con la cavidad faríngea enrojecida y amigdalitis. Otras indicaciones son el dolor que se extiende hasta los oídos, así como la sensación de decaimiento.

Dosificación: al principio hasta 3 gotas cada hora; al disminuir las molestias, 5 gotas 4 veces al día.

Mercurius solubilis D 12 - tabl.

Fuerte y constante salivación. Las mucosas bucales están inflamadas y las amígdalas comienzan a supurar (alitosis).

Dosificación: 1 tableta 4 veces al día, al producirse mejoría reducir la dosis a 1 tableta 2 veces diarias.

MOLESTIAS CRÓNICAS

Queremos indicar que los remedios que a continuación se comentan están especialmente indicados para su utilización en niños.

Silicea (Acidum silicicum) **D 6** - tabl.

En casos de amigdalitis crónicas y en la fase de disminución de las molestias de garganta agudas, con inflamación de los ganglios linfáticos en periodo de involución.

Dosificación: 1 tableta 2 veces al día durante 4 semanas; después tomar uno de los dos remedios siguientes:

Calcarea carbonica D 12 - tabl.

Amigdalitis recidivantes con fuerte linfadenitis y propensión general a los catarros. Se trata, por lo general, de niños bien alimentados que tienen un desarrollo físico y mental relativamente lento.

Dosificación: 1 tableta 2 veces diarias durante un periodo de tiempo prolongado (tomar durante 3 semanas alternando con 1 semana descanso).

Calcarea phosphorica D12 - tabl.

Amigdalitis recidivantes con linfadenitis en cuello y nuca en caso de hipertrofia de las amígdalas. Se trata normalmente de niños delgados, que siempre están activos y no tienen mucho apetito.

Dosificación: 1 tableta 2 veces al día durante un cierto intervalo de tiempo (tomar durante 3 semanas alternando con 1 semana descanso).

LARINGE Y FARINGE

En el marco de un catarro suele aparecer una afonía aguda, pero también puede ser el inicio de una enfermedad que afecte a las vías respiratorias (ver también «región del cuello», pág. 27). La causa es una inflamación de las cuerdas vocales. Una afonía persistente debe ser estudiada por un médico.

Aconitum napellus D 6 - dil.

Afonía de aparición súbita a consecuencia de un enfriamiento agudo. Su causa también puede encontrarse en un viento frío al que el paciente se vio expuesto: el enfriamiento «se pone en la voz».

Dosificación: al principio hasta 3 gotas por hora; si la enfermedad sigue avanzando debe tomarse Belladona.

Belladona (Atropa belladona) **D 6** - dil.

Afonía aguda, por lo general al comienzo de un catarro con fiebre. El paciente suda, tiene la facies rubicunda y evita la luz, los ruidos y las sacudidas.

Dosificación: al principio hasta 3 gotas por hora.

Indicación especial: ambos remedios también son muy adecuados para los niños (administrar el remedio en forma de gránulos, correspondiendo 3 gotas a un glóbulo)

Arum triphyllum D 4 - dil.

La voz áspera y afónica está producida por un exceso de esfuerzo, tal y como les ocurre a cantantes y a oradores.

Dosificación: 5 gotas 3 veces diarias.

Indicación especial: como medida adicional se pueden hacer enjuagues con extracto de Salvia diluido.

Causticum D 6 - tabl.

La laringe está seca y áspera. La voz suena afónica o incluso, en ocasiones, la persona no puede emitir ningún sonido (especialmente por la mañana). La tos irritativa es espasmódica y muy seca. Es característica la micción involuntaria al toser, así como la clara mejoría al beber agua fría.

Dosificación: 1 tableta 3 veces diarias.

Phosphorus D 12 - dil.

Afonía, sobre todo por la tarde, cuando la voz ha sido sometida a un gran esfuerzo. Con frecuencia, el paciente se siente fatigado repentinamente y necesita hacer pausas de descanso.

Dosificación: 5 gotas 2 veces al día.

ESPECIALMENTE INDICADO PARA NIÑOS

La afonía y la tos espasmódica son síntomas típicos de la denominada tos de pseudo-crup, que se trata de una inflamación aguda de la laringe típica de la infancia. A los primeros signos de esta tos pseudo-crup hay que consultar inmediatamente a un médico.

Los siguientes remedios se administran como prevención y de forma alterna después de manifestarse una sintomatología aguda:

Spongia (Euspongia officinalis) **D 4** - glob. y
Hepar sulfur D 6 - tabl.

Dosificación: En cada caso, 5 gránulos 2 veces al día antes de las comidas y 1 tableta 2 veces diarias después de comer.

VÍAS RESPIRATORIAS SUPERIORES

Las vías respiratorias se dividen desde el punto de vista anatómico-funcional en vías respiratorias superiores (nariz, senos nasales) y vías respiratorias inferiores (pulmón).

Si las mucosas de las vías respiratorias presentan una inflamación aguda, se trata de un catarro, de una sinusitis o de una bronquitis. Si el curso de la enfermedad no entraña peligro, se pueden utilizar los remedios homeopáticos en el marco de la automedicación. En el caso de (aumentar la) fiebre, de empeoramiento del estado general o si no aparece una mejoría de las dolencias, es necesario consultar a un médico.

NARIZ Y SENOS NASALES

Natrum nitricum D 3 - dil.

Este remedio es adecuado en los casos de hemorragias nasales, las cuales se interrumpen de forma segura.

Dosificación: al principio hasta 3 gotas cada hora (si no se produce mejoría, acudir a un médico).

Camphora (Cinnamonum camphora) **D 3** - dil.

Indicado justo al comienzo del catarro, acompañado de sensación de frío en todo el cuerpo y temblores.

Dosificación: al principio hasta 3 gotas cada media hora (no para lactantes ni niños pequeños)

Allium cepa D 4 - dil.

La rinorrea se acompaña de estornudos y lagrimeo. El aire fresco produce una mejoría.

Dosificación: al principio hasta 3 gotas cada hora; al producirse una mejoría, 5 gotas 3 veces diarias.

Euphrasia officinalis D 3 - dil. (también disponible en colirio)

Rinorrea, manteniéndose un fuerte escozor en los ojos y lagrimeo (también con causa alérgica).

Dosificación: al principio hasta 3 gotas cada hora; al producirse una mejoría, 5 gotas 3 veces al día

Luffa operculata D 6 - tabl.

El catarro puede ser seco o congestivo, con clara tendencia a la sinusitis.

También indicada (en forma de Luffa D4) en los casos de mucosas nasales secas e inflamadas («nariz tapada»).

Dosificación: 1 tableta 4 veces al día.

Kali bichromicum D 6 - tabl.

En catarros, acompañados de secreciones amarillo-verdosas y espesas y formación de costras oscuras y sanguinolentas. Se mantiene la tendencia a la sinusitis.

Dosificación: 1 tableta 4 veces al día.

Indicación especial: cuando se establezca el cuadro de la enfermedad en los dos últimos remedios se pueden hacer inhalaciones con extracto de Chamomilla (vapor de camomila) como medida adicional.

ESPECIALMENTE INDICADO PARA NIÑOS

Sambucus D 2 - D 4 - glob.

El catarro produce dificultades para respirar; la voz afónica, así como los sudores son otros indicadores.

Sambucus está especialmente indicado para los catarros en lactantes y niños pequeños.

Dosificación: 3 gránulos 3 veces al día.

CATARRO DE CAUSA ALÉRGICA (FIEBRE DEL HENO)

Si no se ha establecido con seguridad la causa del catarro de etiología alérgica debe consultarse al médico. Lo mismo ocurre cuando la fiebre del heno no ha mejorado, a pesar del tratamiento, o aparecen dificultades respiratorias (apnea).

Galphimia glauca D 4 - dil.

Los signos típicos de la fiebre del heno son la inflamación y el enrojecimiento de las conjuntivas, con fuerte escozor y lagrimeo, frecuentes estornudos y sinusitis.

Dosificación: como prevención es adecuado administrar 7 gotas de Galphimia por la tarde (comenzar a tomarla unas 4 o 6 semanas antes de la época correspondiente); cuando se encuentre en fase aguda se utiliza Glaphimia D 4 , tomando 3 gotas cada 2 a 3 horas (o con mayor frecuencia dependiendo del grado de reacción).

Sabadilla D 6 - dil.

Estornudos espasmódicos y frecuentes con lagrimeo, ojos enrojecidos, así como rinorrea y dificultades respiratorias (todo el conjunto forma el cuadro de la fiebre del heno). Muchas veces va acompañado de una debilidad circulatoria.

Dosificación: 5 gotas 4 ó 5 veces diarias.

Indicación especial: las medidas adicionales de la medicina natural sirven de apoyo al tratamiento homeopático, como son las curas de clima, la hidroterapia de Kneipp o la limpieza intestinal.

VÍAS RESPIRATORIAS INFERIORES

Las enfermedades agudas de las vías respiratorias inferiores se manifiestan, por lo general, en forma de tos, producida por una bronquitis. Si aparece fiebre o un empeoramiento del estado general, debe considerarse la posibilidad de una neumonía; entonces debe acudirse a un médico. Quienes corren mayores riesgos son los niños y las personas mayores.

Existe un gran número de remedios –y esto lo queremos destacar muy especialmente–, que se pueden utilizar en casos de tos. Para facilitar la elección, a continuación se encontrará una clasificación de los remedios para «tos seca», es decir, sin expectoración, y «tos blanda», es decir, con mucha mucosidad.

REMEDIOS PARA LA TOS SECA

Bryonia cretica D 6 - dil.

Tos seca muy dolorosa. Dolores punzantes en el pecho en cada golpe de tos. A menudo va asociada con un catarro.

Dosificación: al principio hasta 3 gotas cada hora; al producirse mejoría, 5 gotas 4 veces diarias.

Conium maculatum D 6 - dil.

Constante tos irritativa, que es seca y espasmódica. También con mucosidad espesa, que es muy difícil de expectorar (personas mayores). Agravamiento nocturno y en posición acostada.

Dosificación: 5 gotas 4 veces al día.

Rumex crispus D 4 - dil.

Tos irritativa persistente: los ataques de tos están producidos por el frío y al inspirar produndamente.

Dosificación: al principio hasta 3 gotas cada hora; al producirse mejoría, 5 gotas 4 veces al día.

Spongia (Euspongia officinalis) **D 4** - dil.

El afectado tiene que carraspear constantemente. Fuerte afonía, acompañada por una tos seca que mejora al tomar bebidas calientes. Agravamiento de las molestias durante la noche.

Dosificación: al principio hasta 3 gotas cada hora; al producirse mejoría, 5 gotas 4 veces al día.

ESPECIALMENTE INDICADO PARA NIÑOS

Drosera D 6 - glob.

Ataques de tos que parecen propios de la fiebre del heno, con dificultades respiratorias, expectoración de mucosidad viscosa y tendencia a los vómitos. Agravamiento nocturno.

Dosificación: al principio hasta 3 gránulos cada hora; al producirse mejoría 5 gránulos 4 veces diarias.

REMEDIOS PARA LA TOS BLANDA

Antimonium tartaricum D 6 - tabl.

Tos blanda con mucosidad pestilente, que es muy difícil de expectorar. Sensación de frío y sudores pegajosos, además de falta de fuerzas generalizada y debilidad circulatoria. El enfermo tiene que sentarse para coger aire.

Dosificación: 1 tableta 4 veces al día.

Coccus cacti (Dactylopius coccus) **D 6** - tabl.

Ataques de tos con expectoración de mucosidad viscosa, que con frecuencia provoca el vómito.

Dosificación: Al principio hasta 1 tableta cada hora; al producirse mejoría, 1 tableta 4 veces al día.

Senega (Polygala senega) **D 4** - dil.

La tos produce dolor y se tiene sensación de escoriación en la región pectoral. La mucosidad es viscosa y difícil de expectorar.

Dosificación: al principio hasta 3 gotas por hora; al producirse mejoría, 5 gotas 4 veces al día.

ESPECIALMENTE INDICADO PARA NIÑOS

Ipecacuanha (Cephaelis ipecacuanha) **D 6** - glob.

La tos blanda está acompañada de fuertes náuseas y vómitos. La mucosidad maloliente se expectora con gran dificultad. El enfermo tiene la sensación que no le llega el aire.

Dosificación: al principio hasta 3 gránulos por hora; al producirse mejoría, 5 gránulos 4 veces diarias.

CATARROS

Los catarros, que también se denominan infección gripal –y sencillamente gripe en el habla popular–, son producidos por distintos tipos de virus. Los síntomas de la enfermedad pueden ser muy variados y afectar a distintos órganos o regiones orgánicas, como por ejemplo, en forma de tos (ver pág. 34) o sinusitis (ver pág. 32). El estado general también puede verse afectado, sobre todo si la temperatura del cuerpo ha aumentado: es la manifestación de las defensas activas del organismo y, por lo tanto, una reacción razonable que no debe ser suprimida (excepciones: cuando la fiebre supera los 39 °C, en niños pequeños, personas débiles o mayores). Si las dolencias persisten o la fiebre sigue aumentando, es imprescindible acudir al médico.

Camphora (Cinnamomum camphora) **D 3** - dil.

Cuando se tienen las típicas sensaciones de un enfriamiento incipiente, escalofríos, sensación de frío, malestar.

Dosificación: Camphora debería tomarse en los inicios de la enfermedad y en dosis frecuentes (3 gotas cada media hora) como tratamiento inicial. No es adecuado para lactantes ni para niños pequeños.

Aconitum napellus D 6 - dil., glob.

En el inicio de una enfermedad (catarral) que se caracteriza por una fiebre de aparición repentina sin sudores. El paciente está muy inquieto y temeroso. Su piel está rubicunda, caliente y seca.

Dosificación: al principio 3 gotas cada hora; al producirse mejoría, 5 gotas 4 veces al día (o el número correspondiente de gránulos). Si las molestias no desaparecen y/o el paciente febril comienza a sudar, el remedio adecuado, entonces, en muchas ocasiones, es Belladona.

Belladona (Atropa belladona) **D 6** - dil., glob.

Al comienzo de una enfermedad (catarral) con fiebre, que empieza a localizarse (p.ej., en la cavidad faríngea), de color rojo claro e inflamada, o en los bronquios, con una tos seca y espasmódica.

La fiebre produce fuerte sudoración. Facies rubicunda. El paciente tiene delirios producidos por la fiebre.

Dosificación: al principio hasta 3 gotas cada hora; al producirse mejoría, 5 gotas 4 veces diarias (o el número correspondiente de gránulos).

Eupatorium perfoliatum D 4 - dil.

La cefalalgia se intensifica al mover los ojos. Rinorrea con estornudos, así como garganta áspera; la tos seca es muy dolorosa. La fiebre está acompañada de escalofríos. El paciente tiene mucha sed.

También es característica la sensación de decaimiento y de cuerpo dolorido («dolor de huesos»).

Dosificación: al principio hasta 3 gotas cada hora; al producirse mejoría, 5 gotas 4 veces diarias.

Gelsemium D 6 - dil.

Fuertes escalofríos con fiebre que aumenta lentamente. Facies rubicunda. Las cefalalgias son sordas, los párpados están pesados. Otros signos del catarro son la rinorrea, la garganta áspera y la tos irritativa. El enfermo se encuentra en un estado de embotamiento sensorial. El calor, el sol y el movimiento le agravan.

Dosificación: al principio hasta 3 gotas cada hora; al producirse mejoría, 5 gotas 4 veces al día.

ESPECIALMENTE INDICADO PARA NIÑOS

Ferrum phosphoricum D 6 - tabl.

Catarros con fiebre, que afecta sobre todo a las vías respiratorias. Fuerte rinorrea. La tos irritativa es seca y dura. Linfadenitis y otalgia.

Dosificación: al principio hasta 1 tableta por hora; al producirse mejoría, 1 tableta 4 veces al día.

Indicación especial: debe compararse principalmente con Aconitum y Belladona (págs. 37-38).

CORAZÓN Y CIRCULACIÓN SANGUÍNEA

Las dolencias de corazón y circulación sanguínea pueden manifestarse a través de diferentes síntomas, como palpitaciones, opresión en el pecho, disnea, vértigo, fatiga general, etc. Si las molestias cardiacas y circulatorias persisten, es imprescindible consultar a un médico.

Los remedios homeopáticos que se comentan a continuación se pueden utilizar, sobre todo, en la automedicación de las dolencias funcionales.

PROBLEMAS CIRCULATORIOS

Veratrum album D 4 - dil.

Debilidad circulatoria aguda con sudores, fuertes palpitaciones y náuseas.

Dosificación: En casos de molestias agudas hasta 3 gotas cada cuarto de hora; al producirse mejoría, 5 gotas 3 veces al día.

Carbo vegetabilis D 12 - dil.

Trastornos circulatorios y propensión a las lipotimias, sobre todo en personas de edad avanzada. Al mismo tiempo suelen producirse trastornos gastrointestinales («vientre hinchado»).

Dosificación: 5 gotas 3 ó 4 veces al día.

Haplopappus D 3 - tabl.

Presión sanguínea demasiado baja, acompañada de palpitaciones, vértigo y cefalalgias. El enfermo se siente desanimado, fatigado y agotado.

Dosificación: 1 tableta 3 veces al día.

PROBLEMAS CARDIACOS

Aconitum D 12- dil.

Los dolores pericordiales irradian hacia el brazo izquierdo y están asociados a fuertes palpitaciones y pulso duro. Terrores nocturnos. También son característicos el intenso miedo y la ansiedad.

Dosificación: 5 gotas 3 veces al día.

Cactus (Selenicereus grandiflorus) **D 3** - dil.

Intensos dolores precordiales, que aparecen de forma espasmódica («corazón como oprimido»). La opresión cardiaca está acompañada de disnea y sensación de miedo, así como congestión en la cabeza. Agravamiento en posición echada y sobre el costado izquierdo.

Dosificación: 5 gotas 3 ó 4 veces al día.

Indicación especial: de acuerdo con el ámbito de efectividad se pueden tomar ambos remedios de forma alterna.

Crataegus ∅ - **D 2** - dil.

Trastornos cardiacos, como taquicardia, palpitaciones, ligero dolor opresivo, sensación de vértigo y disnea. Crataegus también tiene un efecto regulador de la presión sanguínea y, por lo tanto, estabiliza la circulación sanguínea.

Dosificación: 10 gotas 3 veces al día.

Indicación especial: como remedio para «apoyar el sistema cardio-circulatorio», se recomienda la mezcla de los siguientes remedios homeopáticos (según el Dr. Martin Stübler):
Crataegus tintura madre (ø) 10.0 dil.
Cactus D 1 10.0 dil.
Veratrum album D 3 10.0 dil.

Dosificación: 10 gotas 3 veces al día antes de las comidas.

HIPERTENSIÓN

Por principio, es necesario controlarse regularmente la presión sanguínea. Si se descubre un aumento de la presión sanguínea, debe consultarse al médico. Los vértigos y las cefaleas pueden ser indicativos de un estado de hipertensión.

Arnica montana D 12 - dil.

Hipertensión con vértigo y zumbidos de los oídos. Con frecuencia, también hemorragias nasales. El paciente suele presentar una facies rubicunda y de aspecto hinchado. También en los estados de apoplegía (leve).

Dosificación: 5 gotas 2 veces al día.

Baryta carbonica D 12 - tabl.

Hipertensión, tendencia a la arterioesclerosis, vértigos, pérdida de memoria.

Dosificación: 1 tableta 2 veces diarias.

Conium maculatum D 6 - dil.

Sensación de vértigo en las transformaciones arterioescleróticas que afectan a las personas mayores. Hipertensión. Estado después de una apoplegía (leve). La fuerza creadora disminuye de forma generalizada.

Dosificación: 5 gotas 3 veces al día.

Magnesium fluoratum D 123 - tabl.

Remedio adecuado para las personas de edad avanzada. También en los estados de confusión producidos por la arterioesclerosis. Durante un tiempo prolongado ayuda a recuperar las fuerzas y tiene un efecto revitalizante.

Dosificación: 1 tableta 2 veces diarias; tomar durante 4 semanas alternando con 2 semanas de descanso.

VENAS

Las dolencias y enfermedades de las venas (= vasos eferentes) son muy frecuentes. Las medidas preventivas son importantes y deben comentarse con el médico.

Hay que tener mucho cuidado con las venas dolorosas (posibilidad de una flebitis): es imprescindible consultar al médico. Las hemorroides también son transformaciones patológicas de las venas; si producen dolor y hemorragias, es imprescindible una exploración médica.

PROBLEMAS ASOCIADOS A LOS VASOS VENOSOS

Echinacea D 2 - dil.

En el estadio de una flebitis incipiente, deben tomarse dosis frecuentes como medida de urgencia.

Dosificación: 3 gotas cada cuarto de hora, alternándola con Lachesis D 12.

Lachesis D 12 - dil.

Alta sensibilidad al tacto y al dolor en la zona venosa afectada. Coloración rojo azulada. Particular intolerancia al calor.

Dosificación: 5 gotas 3-4 veces al día; al producirse mejoría, 5 gotas 2 veces diarias.

Aesculus hippocastanum D 4 - dil., tabl.

En casos de estasis venosas en las piernas y varices dolorosas. También como tratamiento preventivo de varices (p.ej., durante el embarazo).

Dosificación: 5 gotas 3 veces al día (en embarazadas, 1 tableta 3 veces diarias).

Hamamelis virginiana D 6 - dil.

Las varices dolorosas sobresalen de forma importante y tienden a la inflamación. Existe una gran sensibilidad a la presión. Agravamiento por el calor.

Dosificación: 5 gotas 3 veces al día.

Calcarea fluorica D 12 - tabl.

En casos de dolencias crónicas que afectan a las venas, con varices y tendencia a la inflamación. Hinchazón de las piernas, sobre todo por la tarde y cuando hace calor (la calefacción radial también puede ser un causante). Tendencia a la debilidad del tejido conectivo.

Dosificación: 1 tableta 2 veces al día.

PROBLEMAS HEMORROIDALES

Como tratamiento adicional de todos los remedios presentados se pueden hacer baños sentados con manzanilla, así como el uso de supositorios y pomadas de Hamamelis.

Myrrhis odorata D 3 - dil.

Típicas molestias hemorroidales con agravamiento después de las deposiciones.

Dosificación: 5 gotas 3 veces al día.

Paeonia officinalis D 4 - dil.

Hemorroides, con ano pruriginoso y humectante. Propensión a las inflamaciones de la región anal (consultar a un médico).

Dosificación: 5 gotas 3 veces al día.

Nux vomica (Strychnos nux vomica) **D 6** - dil.

Molestias típicas de las hemorroides, a consecuencia de una actividad principalmente sedentaria y un modo de vida inadecuado, con exceso de ingestión de productos estimulantes.

Dosificación: 5 gotas 3 veces al día.

ÓRGANOS DIGESTIVOS

Las molestias y las enfermedades de los órganos digestivos deben ser considerados siempre dentro de su contexto, aunque la causa se manifieste en determinados órganos (p.ej., estómago, hígado). La automedicación sólo se recomienda cuando se sufran pequeñas molestias o trastornos del estado general; si las molestias persisten o los dolores se intensifican, es necesario acudir a un médico. Para una mejor comprensión, los diferentes remedios han sido ordenados de acuerdo con los cuadros de molestias.

MOLESTIAS PRODUCIDAS POR UN VIAJE

Cocculus D 4 - dil., glob.

Viajar en coche o en avión produce una molestias típicas, como son, por ejemplo, las náuseas, que comienzan con fuertes bostezos y eructos, o los vómitos. Este estado suele ir acompañado de sensación de mareo y temblores en las extremidades. El remedio también es muy adecuado para los niños.

Dosificación: el remedio debe tomarse durante unos 3 días antes de comenzar el viaje en una dosis de 7 gotas (o gránulos) 3 veces al día.

Tabacum (Nicotiana tabacum) **D 6** - dil.

Al viajar en coche o en avión, pueden aparecer molestias, como son, por ejemplo, sudores, vértigos, vómitos con fuertes náuseas («se siente morir») y debilidad circulatoria. La necesidad de tomar aire fresco es muy característica.

Dosificación: el remedio debe tomarse durante unos tres días antes del viaje en una dosis de 7 gotas 3 veces al día.

FALTA DE APETITO

Abrotanum (Artemisia abrotanum) **D 3** - dil., glob.

Además de su efecto, que fortalece al paciente debilitado en general, este remedio es muy útil para estimular el apetito. Puede ser necesario, sobre todo con niños («mal comedor»).

Dosificación: 5 gotas 3 veces diarias (o 5 gránulos 3 veces al día.)

Calcarea phosphorica D 6 - tabl.

Falta de apetito en niños nerviosos e inquietos.

Dosificación: 1 tableta 3 veces al día.

GASTROENTERITIS AGUDA

Cuprum metallicum D 6 - tabl.

Las fuertes náuseas y los vómitos, así como las abundantes y agotadoras diarreas, se acompañan de una debilidad circulatoria. Son características las epigastralgias en forma de cólico que, con frecuencia, aparecen de forma inesperada y muy intensa.

Dosificación: al principio 1 tableta cada hora; al producirse una mejoría, 1 tableta 4 veces al día.

Ipecacuanha (Cephaelis ipecacuanha) **D 6** - dil.

Los vómitos (incluso con el estómago vacío) y las diarreas acuosas son consecuencia de comidas sin orden, de la ingestión de helados y fruta, así como también de comidas muy grasas. Además del malestar, son típicas las constantes náuseas, que no desaparecen a pesar de los vómitos.

Dosificación: al principio hasta 3 gotas cada hora; al producirse una mejoría, 5 gotas 4 veces al día.

Okoubaka D 3 - tabl.

Gastroenteritis aguda con náuseas y sensación de debilidad, cuya causa debe encontrarse en el hecho de haber comido alimentos en mal estado. También es muy adecuado en los trastornos digestivos producidos por un cambio de alimentación o de clima (p.ej., en viajes).

Dosificación: al principio hasta 1 tableta cada hora; al producirse mejoría, 1 tableta 3 veces diarias.

Indicación especial: Okoubaka puede tomarse después de un trastorno gastrointestinal en el sentido de una desintoxicación de los órganos digestivos (aproximadamente durante 3 semanas).

NÁUSEAS

Nux vomica (Strychnos nux vomica) **D 6** - dil.

La indigestión se acompaña de cefaleas, sensación de plenitud, eructos, náuseas y epigastralgias, estando toda la región gástrica muy sensible a la presión. El causante es una comida excesiva y grasa, o un exceso en la ingestión de alcohol, de nicotina o de café («resaca»). Claro agravamiento a la mañana siguiente

Dosificación: 5 gotas 4 veces al día.

Ignatia (Strychnos ignatii) **D 12 -** dil.

Molestias gástricas de causa nerviosa en personas que reaccionan frente a las cargas emocionales con epigastralgias y gastrospasmos.

Dosificación: 5 gotas 2 veces diarias.

Sepia D 12 - glob.

Náuseas, sobre todo durante el embarazo (por lo general, molestias muy persistentes). El olor a comida provoca un rechazo a la misma.

Dosificación: 5 gránulos 2 veces diarias.

ERUCTOS, SENSACIÓN DE PLENITUD, VENTOSIDADES

Asa foetida D 3 - dil.

Opresión en el estómago con fuertes y malolientes eructos, acompañados de ventosidades (vientre hinchado). Todas las secreciones tienen un olor desagradable.

Dosificación: 5 gotas 3 a 4 veces al día.

Lycopodium D 6 - tabl.

Vientre hinchado con ventosidades pestilente. Sensación de hambre, aunque se sacia a los pocos bocados.

Dosificación: 1 tableta 3 veces al día.

Robinia D 4 - dil.

Molestias asociadas a la acidosis, como regurgitaciones, pirosis, vómitos ácidos, con pesadez de estómago y ventosidade. Mejoría al comer.

Dosificación: 5 gotas 3 a 4 veces al día.

Carbo vegetabilis D 6 - tabl.

Molestias gastrointestinales con eructos, sensación de plenitud y ventosidades malolientes.

Dosificación: 1 tableta 3 veces al día.

DIARREA

Colocynthis (Citrullus colocynthis) **D 6** - dil.

Las abundantes diarreas acuosas se acompañan de fuertes epigastralgias y gastrospasmos, que se alivian al flexionar el tronco hacia adelante. La aplicación de calor produce el alivio de los dolores.

Dosificación: al principio hasta 3 gotas por hora; al producirse mejoría, 5 gotas 4 veces al día.

Dulcamara (Solanum dulcamara) **D 6** - dil.

Las diarreas están producidas por el frío y la humedad. Este remedio también está indicado cuando se producen después de un cambio de tiempo, de calor a frío (p.ej., en verano u otoño).

Dosificación: al principio hasta 3 gotas por hora; al producirse mejoría, 5 gotas 4 veces al día.

Veratrum album D 4 - dil.

Diarreas y vómitos con debilidad circulatoria aguda. Fuerte sensación de decaimiento.

Dosificación: al principio hasta 3 gotas por hora; al producirse mejoría, 5 gotas 4 veces diarias.

ESTREÑIMIENTO

Los remedios solamente deben tomarse durante un periodo limitado de tiempo. Lo importante es seguir una forma de vida y una alimentación adecuadas (ejercicio, alimentación equilibrada).

Nux vomica (Strychnos nux vomica) **D 6** - dil.

A pesar de la frecuente necesidad de defecar, se mantiene el estreñimiento (a menudo sensación de «no haber acabado»). Las causas de ello pueden ser las actividades sedentarias o la alimentación incorrecta. Este remedio también es adecuado después de un exceso en el uso de laxantes.

Dosificación: 5 gotas 3 a 4 veces diarias.

Alumina D 6 - dil.

Estreñimiento persistente sin necesidad de defecar. Las heces están muy secas y duras.

Dosificación: 1 tableta 3 veces al día.

Magnesium chloratum D 6 - tabl.

Estreñimiento acompañado de molestias hepáticas y de la vesícula biliar; heces cápricas.

Dosificación: 1 tableta 3 veces al día.

Collinsonia canadensis D 3 - dil.

Estreñimiento, a menudo asociado a dolencias hemorroidales. También está indicado en el estreñimiento propio del embarazo.

Dosificación: 5 gotas 3 veces al día.

VESÍCULA BILIAR E HÍGADO

Cuando se sufren con frecuencia cólicos biliares, así como ictericia (hepatitis), debe acudirse inmediatamente a un médico. Para el tratamiento posterior de las operaciones de vesícula biliar, y también en afecciones hepáticas crónicas, los remedios homeopáticos han demostrado ser muy efectivos.

CÓLICO HEPÁTICO

Belladona (Atropa belladona) **D 4** - dil.

Remedio muy importante para el cólico biliar, con un tipo de dolor muy característico: aparecen en segundos, disminuyen con rapidez para repetirse de nuevo de forma inmediata («dolor en forma de olas»). Todo el vientre está hipersensible a la presión. La piel está sudorosa y febril.

Dosificación: en los casos de molestias de la vesícula biliar, pero también en el caso de cólico, se pueden tomar ambos remedios de forma alterna (3 gotas cada 5 minutos aproximadamente).

Hydrastis canadensis D 4 - dil.

Las epigastralgias en forma de cólico se acompañan de eructos ácidos y vómitos amargos. El remedio elimina los espasmos y tiene un efecto regulador de las vías biliares.

Dosificación: en los casos de dolencias de la vesícula biliar, pero también de cólico, se pueden tomar los dos remedios comentados de forma alterna (3 gotas cada 5 minutos aproximadamente).

Indicación especial: aplicar además envolturas calientes y húmedas.

DOLENCIAS HEPATOBILIARES RECIDIVANTES

Carduus marianus (Silybum marianum) **D 3** - tabl.

Este remedio puede ser utilizado en el sentido de una medida preventiva en las dolencias hepatobiliares recidivantes, aunque también está indicado en aquellos trastornos (malestar, náuseas, cólico biliar) asociados al estreñimiento.

Dosificación: 1 tableta 3 veces diarias.

Chelidonium majus D 4 - tabl.

Además de molestias, como son eructos amargos y malestar, son especialmente características las diarreas, así como los dolores de la región hepática, que pueden irradiar hasta el hombro.

Dosificación: 1 tableta 3 veces al día.

China (Cinchona succirubra) D 6 - tabl.

En dolencias de la vesícula biliar, acompañadas de ventosidades, sensación de plenitud y epigastralgias. También en cólicos recidivantes.

Dosificación: 1 tableta 3 veces al día.

Eichhornia D 3 - tabl.

Náuseas, sensación de plenitud, molestias en el epigastrio y vientre hinchado con deposiciones irregulares.

Dosificación: 1 tableta 3 veces al día.

VÍAS URINARIAS

La vejiga irritada y la falta de tono vesical son los principales campos de aplicación de los remedios homeopáticos. La nefritis (fiebre, dolor), así como los cálculos renales, deben ser tratados por un médico especialista.

La incontinencia (en la infancia y en la adolescencia) suele estar causada por un trastorno psíquico y también debe ser tratada por un médico; sin embargo, se puede intentar su tratamiento homeopático.

Belladona (Atropa belladona) **D 4** - dil.

Son característicos los intensos dolores espasmódicos, que aparecen de forma súbita y se desarrollan «en forma de ondas» (dolores cólicos). La fiebre y los sudores son síntomas adicionales.

Dosificación: al principio hasta 3 gotas cada hora; al producirse mejoría, 5 gotas 3 veces al día.

Cantharis (Lytta vesicatoria) **D 6** - dil.

La polaquiuria se acompaña de intensos dolores urentes y lacerantes (nefritis). Se secretan solamente algunas gotas de orina.

Dosificación: al principio hasta 3 gotas cada hora; al producirse mejoría, 5 gotas 3 veces al día.

Dulcamara (Solanum dulcamara) **D 6** - dil.

La inflamación de las vías urinarias, con dolores al orinar y micción involuntaria, son consecuencia de un enfriamiento y de haberse mojado por completo (p.ej., como consecuencia de pies fríos o mojados).

Dosificación: al principio hasta 3 gotas cada hora; al producirse mejoría, 5 gotas 3 veces al día.

Solidago virgaurea D 2 - dil.

Además de su efecto estimulante y regulador sobre las vías urinarias, especialmente en los riñones, este remedio también se puede utilizar para la curación completa de anteriores enfermedades urinarias y renales.

Dosificación: 5 gotas 3 veces al día.

Causticum D 6 - tabl.

Incontinencia con micción involuntaria, especialmente al toser. Adecuado para mujeres (prolapso) y personas mayores.

Dosificación: 1 tableta 3 veces al día.

Equisetum D 3 - glob.

Necesidad constante de orinar, secretándose grandes cantidades de orina. A menudo se acompaña de cistalgias y dolores de uretra (vejiga irritada). Este remedio también es adecuado para casos de enuresis nocturna que aparece en la primera fase de sueño.

Dosificación: 5 gránulos 3 veces al día.

Plantago major D 3 - glob.

Debilidad del músculo de la vesícula, acompañado de micción frecuente y abundante, también durante la noche (enuresis nocturna).

Dosificación: 5 gránulos 3 veces al día.

ÓRGANOS SEXUALES (FEMENINOS)

Por norma general, cualquier trastorno que afecte a los órganos sexuales tiene que ser inmediatamente consultado con un médico. Lo mismo vale para la dismenorrea (menstruación dolorosa), cuya causa debe establecerse por medio de una exploración médica antes de utilizar cualquier remedio homeopático.

Indudablemente, el control médico regular es la mejor medida preventiva contra el cáncer.

MENSTRUACIÓN DOLOROSA

Magnesia phosphorica D 4 - tabl.

Dolores menstruales intensos y espasmódicos en todo el hipogastrio con mejoría gracias a aplicaciones de calor.

Dosificación: al principio hasta 1 tableta por hora; al producirse mejoría, 1 tableta 4 veces al día.

Chamomilla (Matricaria chamomilla) **D 6** - dil.

Los dolores cólicos durante la hemorragia menstrual se acompañan de ventosidades y vómitos ácidos. Los dolores se describen como insoportables. La aplicación de calor alivia.

Dosificación: al principio hasta 3 gotas cada hora; al producirse mejoría, 5 gotas 4 veces al día.

Veratrum album D 4 - dil.

Las fuertes molestias menstruales se acompañan de náuseas, abundantes vómitos, diarreas acuosas y tendencia a las lipotimias con sudores fríos.

Dosificación: al principio hasta 3 gotas cada hora; al producirse mejoría, 5 gotas 4 veces al día.

Viburnum opulus D 3 - dil.

Los dolores espasmódicos con frecuencia aparecen incluso antes de la hemorragia y se irradian hasta los muslos. La ansiedad nerviosa, así como la debilidad circulatoria, son otros síntomas.

Dosificación: al principio hasta 3 gotas por hora; al producirse mejoría, 5 gotas 4 veces al día.

TRASTORNOS PROPIOS DE LA MENOPAUSIA

Los trastornos que aparecen en la menopausia pueden suponer una gran molestia para la mujer: es imprescindible que el médico realice una exploración completa. Los remedios mencionados pueden tomarse sin riesgo alguno junto con las demás medidas terapéuticas.

Acidum sulphuricum D 6 - dil

Indicado en casos de sofocos con sudores, propio de la menopausia.

Dosificación: 5 gotas 3 veces diarias.

Pulsatilla pratensis D 12 - dil.

En mujeres más bien pasivas y con tendencia a llorar. Peculiar intolerancia al calor y a las comidas grasas. Suele sufrirse una enfermedad venosa crónica o determinadas enfermedades cutáneas.

Dosificación: 5 gotas 2 veces al día.

Sanguinaria canadensis D 6 - dil.

En los casos de trastornos de la menospausia que se manifiestan en forma de sofocos, sudores, cefalalgias, vértigos y congestión en la cabeza.

Dosificación: 5 gotas 3 veces al día.

ARTICULACIONES, MÚSCULOS, NERVIOS

Las molestias en articulaciones, músculos y nervios pueden ser tanto de tipo inflamatorio (p.ej., artritis) como de tipo crónico-degenerativo (p.ej., desgaste de la columna vertebral). El concepto de «reuma» que tanto se utiliza en este contexto será establecido y tratado por el médico.

Para tener una mejor visión general, los remedios han sido clasificados de acuerdo con los siguientes grupos de dolencias:

ATRALGIAS Y MIALGIAS (INCLUSIVE LUMBAGO)

Nux vomica (Strychnos nux vomica) **D 4** - dil.

Las contracturas musculares aparecen en todos los segmentos de la columna vertebral (columna cervical, dorsal, lumbar): rigidez de cuello, lumbago, dolores de espalda nocturnos, agravándose el dolor al girarse en la cama. Al levantarse, los dolores aún son más intensos (articulaciones rígidas).

Dosificación: el remedio puede ser ingerido durante la fase aguda de estas enfermedades, alternándolo con Bryonia (3 gotas cada media hora); al producirse mejoría, tomar 5 gotas 3 veces al día.

Bryonia D 4 - dil.

Fuertes calambres musculares (lumbago) con dolores que se agravan al menor movimiento y por la mañana. También en caso de tendosinositis es típico el agravamiento por movimiento y los dolores punzantes. Clara disminución de los dolores en descanso.

Dosificación: el remedio puede ser tomado durante la fase aguda de estas enfermedades, alternándolo con Nux vomica, 3 gotas cada media hora aproximadamente; al producirse una mejoría, tomar 5 gotas 3 veces darias.

Cimicifuga D 4 - dil.

Las transformaciones de las vértebras cervicales producen los dolores en la nuca y la rigidez de la misma, así como también cefaleas y mialgias que irradian hasta los hombros. A menudo se asocia a trastornos propios de la menopausia.

Dosificación: 5 gotas 3 veces al día.

Rhus toxicodendron (Toxicodendron quercifolium) **D 12** - dil.

Las molestias reumáticas, como son el dolor de espalda, el lumbago, la ciática y la tendosinositis, están producidas por la humedad y el frío. Los intensos dolores se agravan en descanso y al comienzo del movimiento («lento y rígido»), pero disminuyen si el movimiento es continuado.

Dosificación: 5 gotas 3 veces al día; al producirse mejoría, 2 gotas 1 o 2 veces diarias.

Sanguinaria canadensis D 6 - dil.

Mialgias en la región de hombros y brazos, sobre todo en el lado derecho. Los dolores errantes se extienden hasta la nuca. Fuerte agravamiento por movimiento.

Dosificación: 5 gotas 3 veces al día.

Ferrum metallicum D 6 - tabl.

Dolores reumáticos en la región de hombros, sobre todo en el lado izquierdo. Los dolores se intensifican en descanso y durante la noche.

Dosificación: 1 tableta 3 veces al día.

Cuprum metallicum D 6 - dil.

Los calambres musculares, que aparecen de forma intensa y repentina en las pantorrillas y los pies, se producen sobre todo durante la noche.

Dosificación: 1 tableta 3 veces al día, o bien adicionalmente 1 tableta en casos agudos.

AFECCIONES DE LA COLUMNA VERTEBRAL (ARTROSIS INCLUSIVE)

Harpagophytum procumbens D 6 - dil.

Intensos dolores en articulaciones (sobre todo de cadera y rodilla) y columna vertebral con capacidad de movimiento limitada.

Dosificación: 5 gotas 3 veces al día.

Mandragora e radice D 6 - dil.

Dolores recidivantes en articulaciones y en la columna vertebral, sobre todo de tipo degenerativo. Con frecuencia asociados a neuralgias.

Dosificación: 5 gotas 3 veces al día.

Strontium carbonicum D 6 - tabl.

Afecciones de la columna vertebral propios de las personas ancianas. A menudo relacionadas con osteoporosis.

Dosificación: 1 tableta 2 veces al día.

Calcarea fluorica D 6 - tabl.

Afecciones de la columna vertebral en personas de edad avanzada. A menudo causadas por la osteoporosis.

Dosificación: 1 tableta 2 veces al día.

Indicación especial: Strontium carbonicum y Calcarea fluorata pueden ser tomados a días alternos.

NEURALGIAS

Colocynthis (Citrullus colocynthis) **D 6** - dil.

Dolores intensos y espasmódicos del nervio ciático, que se extienden desde la cadera por toda la pierna. Se intensifican a causa del movimiento y las sacudidas (toser, estornudar), como también a última hora del día.

Dosificación: 5 gotas 3 a 4 veces diarias.

Gnaphalium polycephalum D 3 - dil.

Los intensos dolores del nervio ciático están acompañados de una fuerte sensación de entumecimiento («cosquilleo»), pudiendo aparecer calambres musculares en las pantorrillas y sobre todo en los pies.

Dosificación: 5 gotas 3 o 4 veces al día.

Ruta graveolens D 3 - dil.

Dolores en tendones y nervios, sobre todo como consecuencia de haber realizado un esfuerzo (deportivo) excesivo, como ocurre con el brazo de tenista.

Dosificación: 5 gotas 3 a 4 veces diarias.

Indicación especial: Ruta también se puede tomar con Calcarea fluorata D 6 - tabl. a días alternos (1 tableta 3 veces al día).

PIEL

Las enfermedades cutáneas constituyen uno de los principales campos de aplicación de la homeopatía. El principio de la terapia homeopática se fundamenta en la idea de que el remedio homepático actúa desde el interior del paciente. Este tipo de tratamiento puede complementarse con pomadas vegetales muy suaves (comparar con pág. 64).

Lo importante es que las erupciones cutáneas que han persistido durante años y que aparecen una y otra vez (eccemas, psoriasis) no desaparezcan repentinamente (= se supriman), sino que vayan desapareciendo lentamente gracias a un tratamiento interno y externo cuidadosamente seleccionado, curándose de forma definitiva.

ENFERMEDADES CUTÁNEAS AGUDAS

Apis mellifica D 6 - dil.

Inflamaciones de la piel, que pueden tener causa alérgica, con fuerte prurito, escozor y con dolor punzante. Aparece una necesidad de refrescarse la zona afectada.

Dosificación: al principio hasta 3 gotas cada hora; al producirse mejoría, 5 gotas 3 veces al día.

Cardiospermum D 3 - dil.

Erupción cutánea que produce prurito muy intenso, también con formación de vesículas. El paciente se rasca hasta hacerse una herida.

Dosificación: 5 gotas 3 veces al día.

Indicación especial: como medida terapéutica adicional se recomienda la utilización de pomada de Cardiospermum (Halicar ®).

Ledum palustre D 4 - dil.

Indicado en casos de picaduras de insectos. Las reacciones desagradables que provocan, como son hinchazón, enrojecimeinto y prurito, desaparecen con mayor rapidez.

Dosificación: 5 gotas 4 veces al día.

Belladona (Atropa belladona) **D 6** - dil.

En casos de inflamaciones cutáneas con rubor y ardor; por ejemplo, en caso de eritema solar.

Dosificación: al principio hasta 3 gotas cada hora; al producirse mejoría, 5 gotas 3 veces al día.

Natrum muriaticum (Natrum chloratum) **D 12** - tabl.

Herpes labial, erupción cutánea seca (eccema) con claro agravamiento a la orilla del mar.

Dosificación: 1 tableta 2 veces al día (empezar las tomas dos días antes de comenzar el viaje).

ENFERMEDADES CUTÁNEAS CRÓNICAS

Abrotanum (Artemisia abrotanum) **D 2** - dil..

Para el tratamiento de sabañones, como medida adicional se aplicará pomada de Abrotanum sobre la zona afectada.

Dosificación: 5 gotas 3 veces al día.

Acidum nitricum D 6 - dil.

Pequeñas fisuras y grietas dolorosas. P.ej. en los labios, los dedos, los pezones.

Dosificación: 5 gotas 3 veces al día.

Graphites D 6 - tabl.

Enrojecimiento incipiente y erupción cutánea con formación de vesículas y secreciones malolientes.

Dosificación: 1 tableta 3 veces al día.

Viola tricolor D 3 - dil., glob.

Al principio eccema humectante; después seco, sobre todo en la cabeza («lactumen»). Por lo general piel muy seca.

Dosificación: 5 gotas 3 veces al día, o bien 5 gránulos.

Indicación especial: el tratamiento interno puede ser apoyado con pomadas vegetales de efectos suaves (comparar con pág. 64).

ACNÉ, FORÚNCULOS

Arnica montana D 6 - dil.

En los casos de pequeños forúnculos dolorosos, que suelen presentar una limitada formación de pus. Para una mayor rapidez en la cicatrización de heridas cutáneas.

Dosificación: 5 gotas 3 o 4 veces diarias.

Hepar sulphur D 4 , D 12 -tabl.

Indicado para forúnculos y eccemas que producen prurito. La piel tiene tendencia a supurar («la más pequeña herida supura»).

Dosificación: 1 tableta 3 o 4 veces diarias.

Indicación especial: las potencias bajas (D4) aceleran la supuración, mientras que las más altas (D12) sirven para conseguir una curación. Hepar sulphur puede tomarse de forma alterna con Arnica; para el tratamiento externo se utiliza la tintura de Echinacea.

Silicea (Acidum silicicum) D 6 - tabl.

Heridas que cicatrizan lentamente, que supuran una y otra vez. Dado su efecto estimulante sobre el tejido conectivo también está indicado para la cicatrización de heridas.

Dosificación: 1 tableta 2 o 3 veces al día.

Indicación especial: el remedio debe ser tomado durante un determinado periodo de tiempo en potencias cambiantes. La aplicación externa de pomada de Silicea es de gran ayuda.

Juglans regia D 3 - dil.

Indicado para casos de acné juvenil. Las inflamaciones aparecen en la cara, sobre el pecho y la espalda.

Dosificación: 5 gotas 3 veces al día.

Pulsatilla pratensis D 12 - dil.

Acné en chicas jóvenes; menstruación irregular.

Dosificación: 5 gotas 2 veces diarias.

Sulphur iodatum D 6 - tabl.

Indicado en casos de comezones y acné. La afección cutánea está relacionada con trastornos digestivos (estreñimiento).

Dosificación: 1 tableta 2 a 3 veces diarias.

Indicación especial: las zonas cutáneas afectadas pueden ser tratadas adicionalmente con tintura de Caléndula diluída (aplicar un algodón impregnado) y pomada de Echinacea 8.

VERRUGAS

Thuya D 30 - glob.

Verrugas blandas, pendiculadas, azul oscuro; el remedio también se puede aplicar tópicamente en forma de tintura madre. Thuya también está indicada en erupciones cutáneas como las que aparecen con frecuencia después de una vacuna.

Dosificación: 3 gránulos 1 vez por semana (debe ser tomado durante un periodo de tiempo prolongado).

Causticum D 30 - glob.

Verrugas planas, duras, en forma de costra, que aparecen sobre todo en las palmas de las manos y en las plantas de los pies.

Dosificación: 3 gránulos 1 vez a la semana (debe tomarse durante un periodo de tiempo).

MICOSIS EN LAS UÑAS DE MANOS Y PIES

Silicea (Acidum silicicum) **D 6** - tabl.

Trastornos del crecimiento de las uñas, que son extremadamente blandas y afectadas con frecuencia de micosis. Tendencia a la supuración del lecho unguenal y pies fríos y sudorosos peculiares.

Dosificación: 1 tableta 2 veces al día.

Antimonium crudum D 6 - tabl.

Uñas de mayor grosor, afectadas de micosis y con trastornos del crecimiento. Abundante formación de callosidades y verrugas.

Dosificación: 1 tableta 3 veces al día.

Indicación especial: como tratamiento adicional se recomienda realizar diariamente baños de pies con extracto de corteza de encina. Después secar bien los pies y aplicar pomada de Silicea sobre las uñas (cambiar diariamente los calcetines).

Tabla 1: *Pomadas homeopáticas de aplicación tópica*

Remedios	Campo de aplicación
Pomada de Hamamelis	Lesiones cutáneas, heridas en la piel
Pomada de Cardiospermum (Halicar®) e inflamación	Enfermedades cutáneas con fuerte prurito
Pomada de Mahonia aquifolium (Rubisan®)	Erupciones cutáneas secas, como eccema y psoriasis.

ACCIDENTES, LESIONES Y SUS CONSECUENCIAS

Los accidentes y las lesiones requieren tratamiento médico de acuerdo con su gravedad (sin olvidar la vacuna antitetánica).

Los remedios homeopáticos son muy adecuados para que el afectado se cure a sí mismo después de haber sufrido un pequeño accidente y una lesión deportiva; por tanto es necesario tener un buen botiquín en casa y cuando se va de viaje (pág. 71).

Arnica montana D 6 - dil.

En casos de heridas y lesiones hace que el dolor desparezca con mayor rapidez y además previene de infecciones.

Dosificación: 5 gotas 4 veces al día.

Cantharis (Lytta vesicatoria) **D 6** - dil.

En casos de quemaduras alivia el dolor y estimula la cicatrización. Otras medidas adicionales son cataplasmas con tintura de Echinacea diluida.

Dosificación: 5 gotas 4 veces al día.

Hypericum perforatum D 4 - dil.

Para el tratamiento de heridas en las cuales se ha visto afectado el tejido nervioso (p.ej. contusiones de nervios).

Dosificación: 5 gotas 4 veces al día.

Ruta graveolens D 3 - dil.

Para el tratamiento interno de lesiones, como son dislocaciones, contusiones, hematomas (p.ej., después de una caída). Importante remedio para curar heridas, cuya cicatrización acelera (también en caso de úlcera de decúbito)

Dosificación: 5 gotas 4 veces al día.

Indicación especial: adicionalmente se puede utilizar tintura de Ruta diluida para aplicar envolturas. También es efectiva la pomada de Hamamelis (vendaje con la pomada).

Belladona (Atropa belladona) **D 6** - dil.

Rubicundez de la piel con dolores a consecuencia de una prolongada exposición al sol (eritema solar).

Dosificación: 5 gotas 4 veces diarias.

Ledum palustre D 4 - dil.

Consecuencia de picaduras de insectos con inflamación y enrojecimiento alrededor de la picadura.

Dosificación: 5 gotas 4 veces al día.

ENFERMEDADES INFANTILES

Las enfermedades infantiles se pueden tratar con remedios homeopáticos bajo supervisión médica. Su uso se limita cuando se producen fuertes reacciones febriles o se mantienen las molestias. ¡En cualquier caso hay que acudir al médico!

Los siguientes remedios se pueden administrar al niño, aun cuando no se haya establecido con exactitud el diagnóstico de la enfermedad infantil que sufre.

Belladona (Atropa belladona) **D 6** - glob.

Fiebre de aparición repentina, piel muy sudorosa, facies rubicunda. El niño se queja de agravamiento causado por ruidos, luz y tacto.

Dosificación: al principio hasta 3 gránulos por hora; al producirse mejoría, 5 gránulos 4 veces al día.

Chamomilla (Matricaria chamomilla) **D 6** - glob.

Niño febril, intranquilo, muy lloroso. La piel está caliente y húmeda.

Dosificación: al principio hasta 3 gránulos cada hora; al producirse mejoría, 5 gránulos 4 veces al día.

Ferrum phosphoricum D 6 - tabl.

Fiebre con rinorrea, otalgia y tos leve, como también xeroftalmía.

Dosificación: al principio hasta 1 tableta cada hora; al producirse mejoría, 1 tableta 4 veces al día.

Indicación especial: cuando se inicia la infección con fiebre, especialmente cuando existe otalgia, se pueden administrar de forma alterna Belladonna D 6 y Ferrum phosphoricum D 6 a intervalos de una hora.

Pulsatilla pratensis D 6 - glob.

Catarro con mucosidad viscosa, tos seca, conjuntivitis, fiebre. Peculiar comportamiento lloroso (p.ej., en caso de sarampión).

Dosificación: al principio hasta 3 gránulos cada hora; al producirse mejoría, 5 gránulos 4 veces al día.

Rhus toxicodendron D 12 - glob.

Fiebre, vesículas pruriginosas y urentes sobre la piel (p.ej., en casos de varicela).

Dosificación: 5 gránulos 3 veces al día.

Echinacea D 2 - glob.

Enfermedades febriles de la infancia. Este remedio se puede combinar con el remedio indicado para cada caso concreto.

Dosificación: 5 gránulos 3 veces al día.

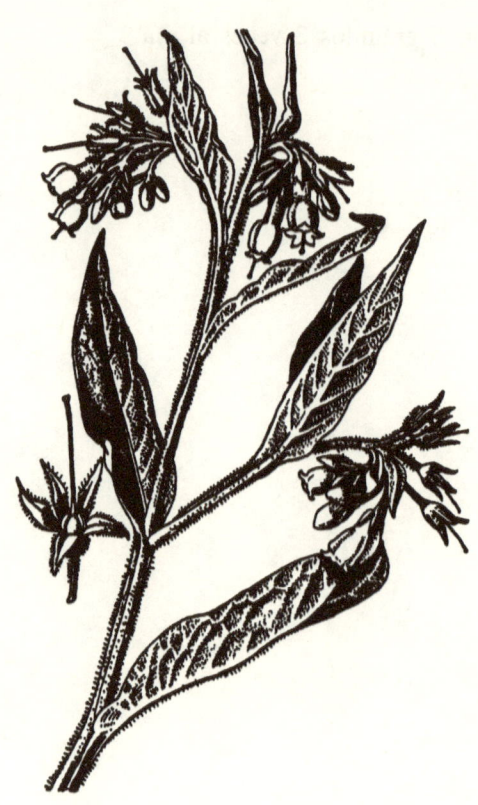

Consuelda mayor - Symphytum officinale

EL BOTIQUÍN EN CASA Y DE VIAJE. LAS LESIONES DEPORTIVAS

En amplios sectores de la población, la automedicación es cada vez más común. Por norma general, hay que aprobar el hecho de que los trastornos del estado general, las indisposiciones y el malestar sean tratados por la propia persona afectada. Esta tarea la puede desempeñar sin ningún problema un profano en la materia cuando conoce exactamente los límites de las propias actuaciones. Y éste es un aspecto fundamental del tema que nos ocupa: el profano no puede causar daños con los remedios homeopáticos, pero puede hacer que la efectividad se retrase. Por tanto, el autotratamiento solamente debe limitarse a las enfermedades leves, esto hay que recalcarlo muy especialmente, o entenderse como unos «primeros auxilios»; en ningún caso pretenderá sustituir el consejo de un médico o su tratamiento.

El creciente interés de la población por la homeopatía y las posibilidades de tratamiento que conlleva, tiene su justificación: una persona, con interés e información, puede conseguir buenos resultados con los tratamientos realizados con remedios homeopáticos. A este respecto hay que sumar la inocuidad de la homeopatía si se utiliza correctamente, ya que apoya los mecanismos de autorregulación del organismo enfermo.

El tratamiento de pequeñas heridas, que no requieren ninguna intervención quirúrgica, se puede llevar a cabo de forma exitosa con Arnica D 6, pudiéndose comprobar claramente su efecto en el alivio del dolor.

Allium cepa D 4, preparado a partir de la cebolla común, es un remedio de gran efectividad para hacer que desaparezcan las molestias desagradables que están asociadas a la rinorrea aguda.

Estos dos pequeños ejemplos demuestan que vale la pena prestar un poco de atención a los remedios homeopáticos para poder curar a los familiares y curarse a uno mismo en casos de pequeñas dolencias, que aparecen con gran frecuencia; podríamos hablar de una «homeopatía familiar».

Una vez hechas estas puntualizaciones, pasaremos a comentar el tema de este capítulo.

La medicina homeopática cuenta con más de 1.000 remedios diferentes, que aumentan constantemente gracias a los incesantes trabajos de investigación. Además de ello, para cada enfermedad, existe un determinado número de remedios diferentes. Por tanto, es casi imposible recordar la imagen de cada remedio, por lo cual aparece la necesidad de limitarse a algunos remedios importantes y fundamentales. Este hecho ya se ha comentado en el capítulo sobre «Campos de aplicación de los remedios» (ver pág. 11).

Nunca se insistirá lo suficiente en la necesidad de tener un buen botiquín en casa y para ir de viaje. En este sentido, comentaremos seguidamente los remedios homeopáticos necesarios para que éste esté bien provisto.

Como regla general, los siguientes remedios homeopáticos solamente deben considerarse como integrantes de un botiquín homeopático inicial. La composición de este botiquín debe adecuarse a las enfermedades que aparecen en la familia con mayor frecuencia, teniendo en cuenta el cuadro patológico individual. En este punto queremos recordar que la selección y utilización del remedio homeopático solamente puede realizarse en base a estos cuadros patológicos.

Por razones prácticas, a continuación solamente se indicará la aplicación del remedio homeopático de forma resumida; ello debe servir de apoyo no sólo para recordarlos, sino para encontrarlos con rapidez en caso de necesidad. Los números de página que aparecen a continuación de las palabras clave se refieren a la primera parte, en la cual se han explicado con detalle los diferentes remedios. También se indican las potencias de los remedios, así como la forma de administración de cada uno de ellos.

Queremos recalcar que las diluciones son soluciones con contenido en alcohol (por lo general etanol al 43%). En la infancia, durante el embarazo, la lactancia y en las personas con problemas con el alcohol, el remedio deberá ser administrado en forma de gránulos (glob.) o tabletas (tabl.); en estos casos la sustancia base son bolitas de glucosa.

Todos los remedios se pueden encontrar en las potencias mencionadas en farmacias y sin necesidad de receta; lo mismo ocurre con las pomadas. Indicaciones más exactas sobre su dosificción las encontrará en la pág. 76.

Con seguridad, a muchos lectores les interesará saber que la homeopatía se utiliza desde hace tiempo en veterinaria. Teniendo en cuenta lo que se ha dicho hasta el momento, no hay duda de que es posible llevar a cabo tratamientos en animales con remedios homeopáticos.

Tabla 2: *Los remedios homeopáticos para el botiquín en casa y de viaje; ver pág. 76*

Remedio y campo de aplicación	Indicaciones especiales
Aconitum napellus D 6 - glob., dil.	
- catarros (en fase inicial) con fiebre	si el catarro se extiende, se recomienda un tratamiento con Belladona D 6 - glob. -
- neuralgias consecuencia de corrientes de aire	también producido por climatizadores de aire
- trastornos del sueño con estados de temor	como D 12
- dolencias cardíacas con estados de temor	como D12
Allium cepa D 4 - glob., dil.`	
- catarro, acompañado de	adecuado también en dolencias de origen alérgico
- conjuntivitis	
Apis melifica D 6 - glob., dil.	
- después de una picadura de abeja o avispa (¡médico!)	= al principio dejar deshacer en la boca hasta 3 glob. cada 3 minutos
- dolores de garganta	
Argentum nitricum D 12 - tabl.	
- trastornos gastro-digestivos de causa nerviosa	
- dolencias cardíacas, también para	
- fiebre de candilejas	
Arnica montana D6 - glob., dil.	adecuado en alternancia con Hypericum D 6 - glob., al principio hasta 3 glob. cada hora alternativamente.
- después de tratamientos odontológicos	
- lesiones deportivas con contusiones, distensiones, hematomas	adecuado en alternancia con Rhus toxicodendron D 12- glob., hasta 3 glob. 4 veces diarias.
- agujetas	
Belladona (Atropa belladona) **D 6** - glob.	
- catarros con fiebre, también asociados con	remedio importante, sobre todo para las enfermedades infantiles, adecuado en alternancia con Ferrum phosphoricum D 6 - tabl. (1 tabl. 4 veces diarias.)
- cefaleas	
- otalgias	
- faringitis	
- insolación (¡médico!)	
- eritema solar	

Tabla 2 *(Continuación)*

Remedio y campo de aplicación	Indicaciones especiales
Bryonia cretica D 6 - glob., dil. - catarros - tos dolorosa	adecuado junto con Echinacea D 2 - gol., 5 glob. 4 veces diarias
- dolor de músculos y espalda - sinovitis	en alternancia con Rhus toxicodendron D 12 - glob., 5 glob. 2 veces diarias.
Camphora D 3 - dil. - catarros incipientes - debilidad circulatoria aguda	importante: necesario inmediatamente con frecuencia (p.ej. 3 gotas cada 2-3 minutos hasta mejoría de la debilidad circulatoria, de lo contrario acudir al médico).
Cantharis (Lytta vesicatoria) **D 6** - glob. - cistitis - eritema solar y quemaduras con formación de ampollas	para el tratamiento posterior es adecuada la pomada de Calendula.
Chamomilla (matricaria chamomilla) **D 12-** golb. - molestias de la dentición en niños - estados de dolor (p.ej. dismenorrea)	importante: al producirse mejoría, reducir la dosis.
Cocculus D 4 - glob. - molestias producidas por un viaje - insomnio por cambios de horario en viajes, trabajo nocturno	la tarde anterior al comienzo del viaje y al iniciarlo, tomar 5 glob. En caso de necesidad repetir durante el viaje.
Coffea D 6 - glob. - trastornos del sueño	
Colocynthis (Citrullus colocynthis) **D 6** - glob., dil - dolores cólicos (¡médico!) - afecciones isquiáticas	
Dulcamara (Solanum dulcamara) **D 6** - glob., dil - catarro e inflamación después de haberse mojado	
Eupatoriumm perfoliatum D 4 - golb. - enfermedades catarrales	adecuado en combinación con Echinacea D 2 - glob. (5 gránulos 4 veces al día)

Tabla 2 *(Continuación)*

Remedio y campo de aplicación	Indicaciones especiales
Euphrasia officinalis D 4 - glob. - afecciones oculares	también disponible en colirio
Ferrum phosphoricum D 6 - tabl. - catarros - otalgias	adecuado en combinación con Belladona D 6 - glob. , especialmente en niños (de forma alterna, 3 glob. 4 veces diarias)
Gelsemium D 6 - glob. - catarros - cefaleas - fiebre de candilejas	 como D12 como D12
Hamamelis virginiana D 6 - dil. - afecciones venosas	como tratamiento de apoyo se recomienda la pomada de Sabdariffa.
Haplopappus D 3 - tabl. - trastornos circulatorios	en dolencias agudas: Veratrum album D 4 - glob.
Hypericum perforatum D 4 - glob. - conmoción cerebral (¡médico!) - lesiones de los nervios (p.ej. en caso de caída o contusión)	adecuado en combinación con Arnica D 6 - glob. (de forma alterna, 5 glob. 4 veces diarias)
Ipecacuanha (Cephaelis ipecacuanha) **D 6** - glob. - tos blanda - náuseas y vómitos con diarrea	
Ledum palustre D 4 - glob., dil. - lesiones (heridas por incisión) - picadura de garrapata (¡médico!) - picaduras de mosquito	no es adecuado para la prevención de la meningitis por picadura de garrapata. Para el tratamiento adicional se recomienda pomada de Echinacea
Lycopodium D 6 - tabl. - eructos, náuseas, «opresión en el vientre»	
Magnesium phosphoricum D 4 - tabl. - gastroespasmos (p.ej. durante la menstruación) - calambres en las pantorrillas	el llamado «remedio para el dolor y los cólicos», al principio dejar deshacer en la boca hasta 1 tableta cada hora; comenzar a los primeros síntomas.

Tabla 2 *(Continuación)*	
Remedio y campo de aplicación	**Indicaciones especiales**
Natrum muriaticum (natrium chloratum) **D 12** - tabl. - herpes durante estancia a la orilla del mar.	
Nux vomica (Strychnos nuxvomica) **D 6** - glob., dil. - trastornos gastrointestinales - dolor de músculos y espalda	adecuado en alternancia con Bryonia D 6 - glob. (5 glob. 4 veces al día)
Okoubaka D 3 - tabl. - trastornos gastrointestinales - trastornos por cambio de comidas y clima	comenzar a tomarlo 3 a 5 días antes de comenzar el viaje
Pulsatilla pratensis D 6 - glob. - catarros con abundante mucosidad - trastornos gastrointestinales	adecuado en caso de haber comido sin orden, o exceso de helado o fruta.
Rhus toxicodendron (Toxicodendron quercifolium) **D 12** - glob. - lesiones deportivas como distensiones, contusiones, dislocaciones	adecuado en alternancia con Arnica D 6 - glob. (5 glob. 4 veces diarias)
Ruta graveoleus D 3 - glob. - dolor de ojos - sinovitis - contusiones, dislocaciones	
Spongia (Euspongia) **officinalis D 4** - glob. - afonía, faringitis - tos.	
Veratrum album D 4 - glob. - debilidad circulatoria aguda con lipotimias (¡médico!) - trastornos gastrointestinales que debilitan, diarreas - dolores menstruales	

LA DOSIFICACIÓN DE LOS REMEDIOS HOMEOPÁTICOS

La dosificación adecuada de los remedios homeopáticos es sobre todo fruto de la experiencia. Las siguientes reglas generales han demostrado ser eficaces:

En el estadio agudo (p.ej. en caso de tos) deberán tomarse 5 gotas o 5 gránulos (globulos, niños 3 glob.) o bien 1 tableta cada una o dos horas. Por otra parte si, por ejemplo, existe una propensión a desvanecerse o en casos de dolencias producidas por un viaje, es necesario tomar el remedio cada diez minutos aproximadamente.

Al producirse una mejoría de las molestias o cuando ha comenzado la fase de retroceso de la enfermedad, es suficiente con tomar 5 gotas, 5 gránulos o 1 tableta del remedio dos o tres veces al día (dejar deshacer sobre la lengua).

Como ya se ha comentado anteriormente, la homeopatía debe considerarse una terapia reguladora: la persona como individuo reacciona de forma diferente a los remedios homeopáticos. Por regla general, puede decirse sobre los remedios homeopáticos que cuanto más desaparecen las molestias, con menor frecuencia hay que tomar el remedio. Y por principio, el paciente debe tener en cuenta que los síntomas no desaparecen de forma súbita, sino que disminuyen paulatinamente. Esta es la prueba de que el proceso curativo es natural.

APLICACIÓN DE LAS POMADAS HOMEOPÁTICAS

La aplicación de las pomadas homeopáticas se basa en el conocimiento de que las enfermedades son tratadas y curadas «desde dentro». Sin embargo, existen una serie de remedios efectivos que se aplican de forma tópica, que pueden incrementar la efectividad de los remedios que se aplican de forma interna. Esto es así, tanto en las lesiones e inflamaciones de la piel, como las afecciones de las venas y las atralgias. Para ello son especialmente adecuadas las siguientes pomadas:

Tabla 3 *Las pomadas homeopáticas*	
Remedios	**Campos de aplicación**
Calendula - pomada (Calendumed®)	Lesiones cutáneas de diverso tipo
Cardiospermum - pomada (Halicar®)	Enfermedades cutáneas que producen fuerte prurito e inflamación
Harpagophytum - pomada	Atralgias consecuencia de desgaste
Mahonia aquifolium - pomada (Rubisan®)	Enfermedades cutáneas secas y con escamación
Sabdariffa - pomada	Afecciones de venas; tendencia a las flebitis y piernas hinchadas

Consejo para su aplicación: aplicar varias veces al día la pomada adecuada sobre las zonas afectadas y efectuar un ligero masaje.

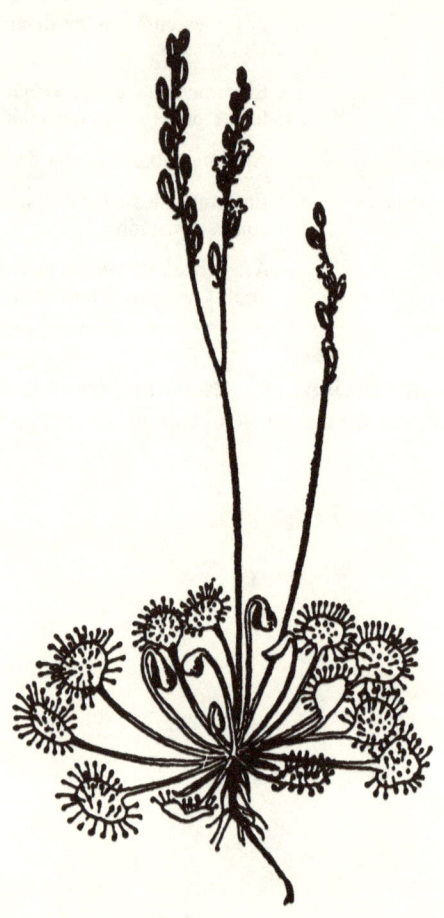

Rocío del sol - Drosera rotundifolia

ÍNDICE DE REMEDIOS

El Índice de los principales remedios homeopáticos indica la sustancia base (de tipo vegetal, animal o mineral) y las formas de administración más frecuentes (dil. = dilución = gotas; tabl. = tabletas; glob. = gránulos).

En cada remedio se mencionan sus principales indicaciones. El número de página que aparece a continuación sirve para encontrar sus aplicaciones, las cuales se describen en la primera parte de este libro.

Abrotanum (Artemisia abrotanum) - dil., glob.

Artemisia brotanum. La cidronela está muy extendida. Esta planta de tipo arbustivo crece en el sur de Europa, en Oriente y en China. La tintura madre se prepara con los brotes jóvenes y frescos. Para el tratamiento local de sabañones (pág. 60) también se puede utilizar la pomada de Abrotanum. Campos de aplicación:
- falta de apetito, pág. 45
- sabañones, pág. 60

Acidum formicicum - dil.

Acidum formicicum. El ácido fórmico se prepara por medio de procedimientos especiales. Principales campos de aplicación:
- enfermedades alérgicas
- enfermedades de las vías respiratorias
- enfermedades cutáneas
- enfermedades reumáticas

Acidum nitricum - dil.

Acidum nitricum. El ácido nítrico se prepara de acuerdo con procedimientos especiales. Campos de aplicación:

- fisuras en las comisuras de los labios, pág. 26
- grietas, piel agrietada, pág. 60

Acidum phosphoricum - dil.
Acidum phosphoricum. El ácido fosfórico se prepara de acuerdo con métodos especiales. Campos de aplicación:
- estados de debilidad, pág. 15

Acidum sulfuricum - dil.
Acidum sulfuricum. El ácido sulfúrico se prepara de acuerdo con procedimientos especiales. Campos de aplicación:
- trastornos propios de la menopausia, pág. 54

Aconitum napellus - dil / tabl.
Aconitum napellus. El acónito crece en la zonas montañosas de Europa. Se utilizan los brotes frescos, recogidos a comienzos de la época de floración, así como los tubérculos. Campos de aplicación:
- trastornos del sueño, pág. 16
- faringitis, pág. 30
- catarros con fiebre, pág. 37
- dolencias cardíacas, pág. 39

Adonis vernalis - dil.
Adonis vernalis. La adónida es originaria de los países ribereños del Danubio. La tintura madre se prepara a partir de la planta fresca. Campos de aplicación:
- trastornos cardiacos funcionales.

Aesculus hippocastanum - dil.
Aesculus hippocastanum. El castaño de Indias está muy extendido en Europa, América del Norte y Asia. Las semillas frescas y peladas son la base de la tintura madre. Campos de aplicación:
- dolencias venosas, pág. 43

Agaricus (Amanita phalloides) - tabl., dil.
Agaricus muscarius. El hongo amanita crece en Europa, América del Norte y Sudáfrica. Se utilizan las partes que sobresalen de la tierra. Campos de aplicación:
- trastornos del estado general, pág. 13

Aletris - dil.

   Aletris farinosa. La raíz de los cólicos crece en Norteamérica. Del tubérculo se extrae el remedio. Campos de aplicación:

   - trastornos femeninos

Allium cepa (Cepa allium) - dil.

   Allium cepa. La cebolla roja crece en toda Europa y Asia. La tintura madre se prepara con la cebolla fresca. Campos de aplicación:

   - catarros, pág. 37

Alumina (Aluminium oxydtum) - tabl. / dil a partir de **D 6**

   Alumina. El óxido de aluminio es un compuesto de aluminia que se denomina arcilla. Campos de aplicación:

   - estreñimiento, pág. 49

Ambra - dil.

   Ambra. El ámbar gris es una sustancia parecida a la cera. Es un producto que secreta el cachalote. Campos de aplicación:

   - trastornos del estado general, pág. 11

Ammonium carbonicum- tabl.

   Ammonium carbonicum. El carbonato de amonio se conoce bajo la denominación de sal de cuerno de ciervo. Campos de aplicación:

   - enfermedades de las vías respiratorias

   - enfermedades cardiovasculares

Anacardium - dil.

   Anacardium occidentale. El anacardo es una planta arboriforme que crece en la India. El remedio se prepara con los frutos maduros. Campos de aplicación:

   - enfermedades gastrointestinales

   - enfermedades cutáneas

Antimonium crudum (Stibium sulfuratum nigrium) - tabl.

   Antimonium crudum. El sulfuro negro de antimonio es una aleación de antimonio que se encuentra con frecuencia en la naturaleza. Campos de aplicación:

   - micosis de uñas, trastornos del crecimiento de las uñas, pág. 63

Antimonium tartaricum - tabl.
Antimonium tartaricum. El emético es una aleación de antimonio que se denomina tártaro emético
- tos, pág. 36

Apis mellifica - dil. / tabl.
Apis mellifica. La abeja se encuentra en Europa, América y también en Asia. Para obtener el remedio se utiliza todo el animal. Campos de aplicación:
- afecciones oculares, pág. 23
- faringitis, pág. 28
- enfermedades cutáneas de origen alérgico, pág. 59

Aralia - dil.
Aralia racemosa. La zarzaparrilla de Virginia es originaria de Norteamérica. El remedio se obtiene del rizoma. Campos de aplicación:
- enfermedades de las vías respiratorias

Argentum nitricum - dil. / tabl.
Argentum nitricum. Es un nitrato de plata que comúnmente se conoce como piedra infernal. Campos de aplicación:
- trastornos del estado general, pág. 12

Arnica montana - dil. / tabl.
Arnica montana. El tabaco de montaña es originario de los montes europeos. Del rizoma y de las raíces se obtiene la tintura madre. Campos de aplicación:
- estados de debilidad, pág. 15
- odontalgias, pág. 25
- hipertensión, pág. 41
- dermatitis, pág. 61
- consecuencias de lesiones, pág. 64

Arsenicum album (Acidum arsenicosum) - dil. / tabl.
Arsenicum album. Es un anhídrido arsénico que se prepara de acuerdo con métodos especiales. Campos de aplicación:
- afecciones cardíacas
- enfermedades gastrointestinales
- enfermedades cutáneas

Arum (Arisaema triphyllum) dil.
Arum triphyllum. La hierba de Aaron crece en América del Norte y del Sur. El remedio se prepara con el rizoma. Campos de aplicación:
- afonía, pág. 30

Asa foetida - dil.
Ferula asa foetida. El estiércol del diablo se encuentra en Irán. Para preparar el remedio se utiliza la resina seca de varios tipos de ferula. Campos de aplicación:
- epigastralgias, pág. 47

Aurum metallicum - tabl. / dil. a partir de **D 6.**
Aurum metallicum. El oro metal se obtiene por medio de determinados procedimientos. Campos de aplicación:
- decaimiento
- enfermedades cardiovasculares
- dolencias del aparato de locomoción

Avena - dil.
Avena sativa. La avena existe en casi todo el planeta. La planta fresca y la flor se transforma en tintura madre. Campos de aplicación:
- estados de agotamiento, pág. 13

Baryta carbonica - tab. / dil. a partir de **D 6**
Baryta carbonica. El carbonato de bario se prepara de acuerdo con métodos especiales. Campos de aplicación:
- hipertensión, pág. 41

Belladona (atropa Belladona) dil. / tabl. / glob.
Atropa Belladona. La morella furiosa o mandrágora es una planta muy común en Europa y Asia. El remedio se preparara con la planta fresca.
- estados de dolor, pág. 20
- otitis, pág. 24
- faringitis, págs. 28, 30
- catarros con fiebre, pág. 38
- enfermedades infantiles, pág. 66
- dolencias de la vesícula biliar con espasmos, pág. 50
- dolencias de las vías urinarias con espasmos, pág. 52
- eritema solar, págs. 60, 65

Berberis vulgaris - dil.
Berberis. El agracejo es un arbusto de dos a tres metros de altura que se encuentra en Europa y en la India. La corteza seca de las partes que se encuentran tanto bajo tierra como al aire se trabajan hasta obtener la tintura madre. Campos de aplicación:
- trastornos metabólicos
- afecciones cutáneas

Borax (Natrium tetraboracium) - tabl. / dil.
Borax. El borato de sodio se prepara de acuerdo con procedimientos especiales. Campos de aplicación:
- inflamaciones de las mucosas bucales, pág. 26

Bryonia cretica - tabl. dil
Bryonia cretica. La nueza blanca crece en Europa. La tintura madre se prepara con la raíz fresca. Campos de aplicación:
- tos, pág. 35
- dolores en músculos y tendones, pág. 56

Cactus (Selenicereus grandilorus) - dil./ tabl.
Cactus grandiflorus. El cactus de flores grandes es originario de Centroamérica. Los tallos y las flores se preparan para obtener la tintura madre. Campos de aplicación:
- dolencias cardíacas, pág. 40

Calcarea carbonica hahnemanni - tab. / dil. a partir de **D 6**
Calcarea carbonica. El carbonato de calcio se obtiene de las partes internas y blancas de conchas de ostra rotas. Campos de aplicación:
- amigdalitis, pág. 29

Calcarea fluorica - tabl. / dil. a partir de **D 6**
Calcarea fluorica. El fluoruro de calcio es la sustancia básica de este componente.
- afecciones venosas, pág. 43
- dolencias de la columna vertebral, pág. 58

Calcarea fosforica - tabl. dil. a partir de **D 6**
Calcarea fosfórica. El fosfato de calcio se obtiene por métodos especiales. Campos de aplicación:

- estados de dolor, pág. 21
- amigdalitis, pág. 29
- falta de apetito, pág. 45

Calendula - dil.
Calendula officinalis. La maravilla es originaria de Europa. La tintura madre se obtiene de la planta fresca. También es frecuente su utilización como pómada. Campos de aplicación:
- trastornos de la cicatrización, pág. 77

Camphora (Cinnamonum camphora) - dil.
Camphora. El alcanfor se obtiene a partir de la madera de Cinnamonum camphora, un árbol muy extendido por el sudeste asiático. Campos de aplicación:
- resfriados, pág. 32
- catarros incipientes, pág. 37

Cantharis (Lytta vesicatoria) - dil.
Lytta vesicatoria. La mosca española es un coleóptero muy común en los países del sur. Para preparar el remedio se utiliza el animal completo. Campos de aplicación:
- dolencias vesiculares, pág. 52
- quemaduras, pág. 64

Capsicum
Capsicum annuum. El pimiento es originario de Centroamérica. El remedio se prepara con los frutos secos. Campos de aplicación:
- infeciones de cavidades nasal, bucal y faríngea.
- enfermedades de oídos.

Carbo vegetabilis - tabl. / dil. a partir de **D 6**
Carbo vegetabilis. El carbón vegetal es la sustancia a partir de la cual se obtiene este componente.
- trastornos cardiocirculatorios, pág. 39
- epigastralgias, pág. 48

Cardiospermum - dil.
Cardiospermum halicacabum está muy extendido en las regiones tropicales y subtropicales. La tintura madre se prepara con la planta fresca y la flor. El remedio también se puede usar en pomada.
- afecciones cutáneas, págs. 59 y 64

Carduus marianus (Silybum marianum) - dil. / tabl.
Silybum marianum. El cardo de María es común en Europa del Sur; en Alemania esta planta se cultiva. La tintura se obtiene a partir de los frutos secos. Campos de aplicación:
- dolencias hepatobiliares, pág. 50

Caulophyllum - dil.
La denominación botánica es Leontice thalictroides, la cual crece en Norteamérica. El rizoma fresco se utiliza para preparar el remedio. Campos de aplicación:
- dolencias propias de las mujeres
- enfermedades reumáticas

Causticum - tabl. / dil.
Causticum, que se considera la sustancia cáustica de Hahnemann, se prepara siguiendo procedimientos especiales.
- afonía, pág. 31
- pérdida de tono vesicular, pág. 52
- verrugas, pág. 63

Chamomilla (Matricaria chamomilla) - dil. / tabl. / glob.
Matricaria chamomilla. La verdadera comamilla crece en Europa y Asia. El remedio se prepara con la planta fresca y en flor. Campos de aplicación:
- trastornos del sueño, pág. 16
- molestias de la dentición, pág. 27
- dolores menstruales, pág. 54
- enfermedades infantiles, pág. 66

Chelidonium majus - dil.
Chelidonium majus. La hierba de las golondrinas está muy extendida por Europa y América. La tintura madre se obtiene de la raíz fresca. Campos de aplicación:
- dolencias hepatobiliares, pág. 51

China (Cinchona succirubra) - dil. / tabl.
Cinchona succirubra. El árbol de la quina está muy extendido en América del Sur. La corteza seca de las ramas sirve para prepararar tintura madre. Campos de aplicación:

- estados de debilidad, pág. 14
- curación lenta, pág. 19
- dolencias hepatobiliares, pág. 51.

Cimicifuga - dil.
Cimifuga. La actea de racimos es una planta muy extendida por Europa, América y Asia. Se utiliza el rizoma fresco. Campos de aplicación:
- afecciones reumáticas, pág. 56

Cocculus (Anamirta cocculus)- dil.
Anamirta cocculus. La concha de levante es una planta trepadora que está muy extendida en el sudeste asiático. De los frutos secos se obtiene el remedio. Campos de aplicación:
- trastornos del estado general, pág. 13
- malestar producido por un viaje, pág. 44

Coccus cacti (Dactylopius coccus) - dil. / tabl.
Coccus cacti. La mariquita de los cactus vive en los cactus mexicanos. Para preparar el remedio se utiliza el animal femenino. Campos de aplicación:
- tos, pág. 36

Coffea - dil. / glob.
Coffea arabica. El cafeto es un árbol salvaje originario de África. Las semillas secas (los granos de café sin tostar) son la sustancia base para la obtención de la tintura madre. Campos de aplicación:
- trastornos del sueño, pág. 16

Collinsonia canadensis - dil.
Collinsonia canadensis. La labiada del Canadá es una planta cuya tintura se obtiene del rizoma fresco. Campos de aplicación:
- estreñimiento, pág. 49.

Colocynthis (Citrullus colocynthis) - dil. / tabl.
Citrullus Colocynthis. La coloquíntida proviene de África y Asia. Para preparar el remedio se usan los frutos maduros. Campos de aplicación:
- diarreas, pág. 48
- neuralgias, pág. 58

Conium maculatum - dil.
Conium maculatum. La cicuta mayor se encuentra en Europa y Asia. De la planta en flor se prepara el remedio. Campos de aplicación:
- estados de debilidad, pág. 14
- tos, pág. 35
- dolencias arterioescleróticas, pág. 42

Convallaria - dil.
Convallaria majalis. El lirio convalio o muguete es una planta muy extendida que crece en Europa, Norteamérica y Asia. El remedio se obtiene de la planta en flor. Campos de aplicación:
- trastornos cardiovasculares

Corallium - tabl. / dil. a partir de **D 6**
Corallium rubrum. El coral rojo se puede encontrar en el mar Mediterráneo. Este remedio se obtiene de la estructura calcárea de la planta. Campos de aplicación:
- enfermedades de las vías respiratorias

Crataegus - dil.
Crataegus. El espino blanco o majuelo crece en Europa y Asia. Se utilizan los frutos maduros de este arbusto. Campos de aplicación:
- dolencias cardíacas, pág. 40

Cuprum metallicum - tabl. / dil.a partir de **D 6**
Cuprum metallicum. El cobre se obtiene por medio de procedimientos especiales. Campos de aplicación:
- gastroenteritis aguda, pág. 45
- calambres en las pantorrillas, pág. 57

Cyclamen - dil.
Cyclamen europaeum. El pamporcino se puede encontrar en Europa central y del sur. El rizoma y las raíces se utilizan para la obtención de la tintura madre. Campos de aplicación:
- estados de dolor, pág. 22

Cypripedium - dil. / glob.
Cypripedium pubescens. El zapato de Venus es muy común en Norteamérica. Se utiliza el rizoma fresco. Campos de aplicación:
- trastornos del sueño, pág. 17

Drosera - dil. / tabl.
Drosera. La hierba del rocío o de la gota crece en Europa, América y Asia. La planta fresca, entera y recogida al comienzo de la floración se convierte en tintura madre. Campos de aplicación:
- tos, fiebre del heno, pág. 35

Dulcamara (Solanum dulcamara) - dil.
Solanum dulcamara. La dulciamarga crece en Europa y en Asia. Se utilizan los brotes nuevos y frescos. Campos de aplicación:
- diarreas, pág. 48
- afecciones de la vesícula, pág. 52

Echinacea - dil.
Echinacea angustifolia. La equinácea es una planta proveniente de Norteamérica. De la planta fresca y en floración se obtiene el remedio. También es frecuente su utilización en forma de pomada. De Echinacea purpúrea solamente se utiliza la planta fresca. Campos de aplicación:
- flebitis, pág. 42
- enfermedades infantiles, pág. 67

Eichhornia -tabl. / dil
Eichhornia crassipes. El jacinto de agua crece en las zonas tropicales de América, Australia y África. La tintura madre se elabora a partir de la planta fresca en floración. Campos de aplicación:
- Dolencias de hígado, vesícula biliar y páncreas, pág. 51

Equisetum - dil.
Equisetum hiemale. La cola de caballo está muy extendida. Proviene de Europa, Norteamérica y Asia. La tintura madre se prepara con plantas frescas. Campos de aplicación:
- pérdida de tono vesicular, pág. 53

Eupatorium perfoliatum - dil. / tabl.
Eupatorium perfoliatum. La hierba de la fiebre crece en Norteamérica. Para obtener el remedio se utiiza la planta fresca; sin embargo, se recoge al comienzo de la época de floración. Campos de aplicación:
- enfermedades con fiebre, pág. 38

Euphrasia officinalis - dil.
Euphrasia officinalis. La eufrasia proviene de Europa, Norteamérica y Asia. La planta, que es semiparasitaria, evita el crecimiento de la

hierba. La tintura madre se prepara con la planta en flor. Es muy común su utilización para colirios. Campos de aplicación:
- afecciones oculares, pág. 23
- catarros, pág. 32

Ferrum metallicum - tabl. / dil. a partir de **D 6**
Ferrum metallicum. El hierro se obtiene por medio de procedimientos especiales. Campos de aplicación:
- dolencias reumáticas, pág. 57

Ferrum phosphoricum - tabl. / dil. a partir de **D 6**
Ferrum phosphoricum. El fosfato de hierro se obtiene con métodos especiales. Campos de aplicación:
- otitis, pág. 24
- catarros con fiebre, pág. 39
- enfermedades infantiles, pág. 66

Galphimia glauca - dil.
Galphimia glauca es una planta originaria de Centroamérica. Las hojas y las flores secas se utilizan para preparar el remedio.
- fiebre del heno, pág. 34

Gelsemium - dil.
Gelsemium sempervivens. El jazmín salvaje es una planta arbustiva originaria de América del Norte y del Sur. El remedio se obtiene a partir del rizoma. Campos de aplicación:
- trastornos del estado general, pág. 12
- estados de dolor, pág. 21
- catarros con fiebre, pág. 38

Gnaphalium polycephalum - dil.
Gnaphalium polycephalum. El pie de gato crece en Norteamérica. La tintura madre se prepara con la planta fresca y en flor. Campos de aplicación:
- ciática, pág. 58

Graphites - tabl. / dil a partir de **D 6**
Graphites. La sustancia base es el grafito que se encuentra en la naturaleza (mina de plomo). Campos de aplicación:
- afecciones cutáneas, pág. 61

Guaiacum - dil.

Guaiacum officinale, la resina de la Indias se utiliza para la preparación del remedio, es originario de Sudamérica. Campos de aplicación:
- infecciones de cavidades nasal, bucal y faríngea

Hamamelis virginiana - dil.

Hamamelis virginiana. El aliso moteado es un arbusto originario de Norteamérica. La tintura madre se obtiene de la corteza fresca de raíces y ramas. Muy frecuente es su utilización como pomada. Campos de aplicación:
- afecciones venosas, pág. 43
- lesiones, pág. 64

Haplopappus - tabl. / dil.

Haploppapus bailahuen está muy extendido por Sudamérica. Para obtener la tintura madre se usa la planta seca.
- trastornos del estado general, pág. 15
- trastornos cardiovasculares, pág. 40

Harpagophytum - dil.

Harpagophytum procumbens. La garra de Satán crece en África del Sur. El remedio se obtiene de las raíces. Es frecuente su aplicación en pomada. Campos de aplicación:
- dolencias reumáticas, pág. 57

Hedera helix - dil.

Hedera helix. La hiedra es muy común en Europa. Se utilizan los brotes frescos y no endurecidos. Campos de aplicación:
- trastornos de la glándula tiroides
- enfermedades gastrointestinales
- dolencias reumáticas

Hepar sulphur - tabl. / dil. a partir de D 6

Hepar sulphuris calcareum. La pasta de azufre calcáreo es una combinación de calcio cuyo procedimiento de preparación fue elaborado por Hahnemann. Campos de aplicación:
- tos pseudo-crupp, pág. 31
- dermatitis, supuraciones, pág. 61

Hydrastis canadensis - dil.

Hydrastis canadensis. El sello de oro proviene del Canadá. Se utiliza el rizoma seco. Campos de aplicación:
- espasmos de la vesícula biliar, pág. 50

Hyoscyamus - dil.

Hyoscamus niger. El beleño negro o hierba loca crece en Europa y Asia. De la planta fresca y en flor se prepara la tintura madre. Campos de aplicación:
- enfermedades de las vías respiratorias

Hypericum perforatum - dil.

Hypericum perforatum. La hierba de san Juan está muy extendida en Europa y en Asia Central. Para preparar el remedio se utiliza la planta fresca y en floración. Campos de aplicación:
- problemas dentarios, pág. 26
- lesiones nerviosas, pág. 64

Iberis - dil.

Iberis amara. Esta especie de crucífera es un semiarbusto originario de Europa del Sur. La tintura madre se obtiene de las semillas maduras y secas. Campos de aplicación:
- enfermedades cardiovasculares

Ignatia (Strychnos ignatii) - dil.

Strychnos ignatii. El haba de San Ignacio es originara de las Filipinas. Es una planta trepadora que alcanza las copas de árboles de gran altura. La tintura madre se elabora a partir de las semillas secas. Campos de aplicación:
- trastornos del estado general, pág. 12
- tarstornos gastro-digestivos, pág. 47

Ipecacuanha (Cephaelis ipecacuanha) - dil. / tabl.

Cephaelis ipecacuanha. La raíz vomitiva está muy extendida en las selvas del Brasil. Para preparar el remedio se usa la raíz seca. Campos de aplicación:
- tos, pág. 36
- diarrea, pág. 46

Iris versicolor - dil.

Iris versicolo. El gladiolo azul crece en Norteamérica. Se utiliza el rizoma fresco. Campos de aplicación:
- estados de dolor, pág. 22

Juglans regia - dil.

Juglans regia. El nogal es común en Asia. La tintura madre se prepara con las cáscaras verdes de los frutos y las hojas. Campos de aplicación:
- acné, pág. 62

Kali bichromicum - tabl.

Kali bichromicum. El bicromato de potasio es un compuesto de potasio obtenido por medio de procedimientos especiales. Campos de aplicación:
- catarros, pág. 33

Kali carbonicum - tabl./ dil.

Kali carbonicum. El carbonato de potasio se obtiene por medio de métodos especiales. Campos de aplicación:
- enfermedades de las vías respiratorias
- enfermedades cardiovasculares

Kali phosphoricum - tabl./ dil.

Kali phosphoricum. El fosfato de potasio se prepara por medio de métodos especiales. Campos de aplicación:
- trastronos del estado general, pág. 14

Lachesis - dil.

Lachesis mutus. Un trigonocéfalo es una serpiente de hasta 3,5 metros de longitud proveniente de Sudamérica. Se utiliza la secreción de las glándulas de veneno. Campos de aplicación:
- flebitis, pág. 43.

Ledum palustre - dil.

Ledum palustre. El romero salvaje crece en la mitad norte de Europa y de Asia. El remedio se prepara con las puntas secas de las ramas. Campos de aplicación:
- picaduras de insectos, págs. 59, 65.

Lilium - dil.

Lilium tigrinum (Lilium lancifolium). El lirio atrigado es originario del este de Asia. De la planta en flor se prepara la tintura madre. Campos de aplicación:
- trastronos propios de la mujer.

Luffa operculata - dil. / tabl.

Luffa operculata crece en América Central y del Sur. La tintura madre se prepara con los frutos secos. Es frecuente su utilización en forma de gotas nasales. Campos de aplicación:
- catarros, pág. 33

Lycopodium - tabl./ dil.

Lycopodium clavatum. El pedo de lobo es una planta de la familia de los helechos que se encuentra en todos los continentes. Se utilizan las esporas maduras y secas. Campos de aplicación:
- enfermedades gastrointestinales, pág. 47

Lycopus - dil

Lycopus virginicus. El marrubio de Virginia es originario de Norteamérica. De la planta fresca y en flor se prepara el remedio. Campos de aplicación:
- dolencias cardíacas en combinación con enfermedades tiroideas.

Magnesia chlorata - tabl.

Magnesium chloratum. El cloruro de magnesio se prepara por medio de procedimientos especiales. Campos de aplicación:
- estreñimiento, pág. 49

Magnesia fluorata - tabl. / dil. a partir de **D 6**

Magnesium fluoratum. El fluorato de magnesio se prepara con métodos especiales. Campos de aplicación:
- retraso en la recuperación, pág. 19
- dolencias arterioscleróticas, pág. 42

Magnesia phosphorica -tabl. / dil. a partir de **D 6**

Magnesium phosphorica. El fosfato de magnesio se obtiene por medio de procedimientos especiales. Campos de aplicación:
- odontalgias, pág. 25
- dolores menstruales, pág. 53

Mahonia aquifolium - dil.
Mahonia aquifolium (Berberis aquifolium). La mahonia es una planta arbustiva. La tintura madre se obtiene de la corteza seca y las puntas de las ramas. El remedio también está disponible en pomada. Campos de aplicación:
- enfermedades cutáneas

Mandragora e radice - dil.
Mandragora officinarum. La mandrágora es originaria del Mediterrá-. neo. La tintura se prepara con la raíz seca. Campos de aplicación:
- dolencias reumáticas, pág. 57

Medicago sativa (alfalfa) - glob. / tabl.
Medicago sativa. La alfalfa crece en el sur de Europa, en Norteamérica, como también en África occidental y Asia. La tintura madre se prepara con la planta fresca. Campos de aplicación:
- retraso en la curación, pág. 20.

Mercurius solubilis - tabl. / dil. a partir de **D 6**
Mercurius solubilis Hahnemanni. Es el óxido negro de Mercurio, cuya preparación la estableció Hahnemann.
- otitis, pág. 24
- gingivitis, pág. 29
- faringitis, pág. 29

Millefolium (Achillea milefolium) -dil.
Achillea millefolium. La milenrama es común en Europa, América y Asia. La planta fresca y en flor sirve para preparar el remedio. Campos de aplicación:
- hemorragias.

Myrrhis odorata - dil.
Myrrhis odorata. El perifollo aromático es originario de Europa. La tintura madre se prepara con las partes frescas y de la superficie de la planta en flor. Campos de aplicación:
- hemorroides, pág. 44.

Naja - dil.
Naja tripudians. La cobra vive en la India. Se utiliza la secreción de las glándulas venenosas. Campos de aplicación:
- enfermedades cardiocirculatorias

Natrum chloratum - tabl.
Natrum chloratum (Natrum muriaticum). La sal común es una sustancia que aparece en la naturaleza. Campos de aplicación:
- enfermedades cutáneas, pág. 60

Natrum nitricum - dil.
Natrum nitricum. El nitrato de sodio se prepara por medio de procedimientos especiales. Campos de aplicación:
- hemorragias nasales, pág. 32

Natrum sulfuricum - tabl.
Natrum suluricum. El sulfato de sodio también se denomina sal de Gláuber. Campos de aplicación:
- estados de dolor, pág. 21

Nux vomica (Strychnos nux vomica) - dil.
Nux vomica. La nuez vómica es el fruto del árbol Strychnos nux vomica originario de Asia. Se utilizan las semillas maduras y secas. Campos de aplicación:
- trastornos del estado general, pág. 13
- hemorroides, pág. 44
- indigestión, pág. 46
- estreñimiento, pág. 49
- dolencias de músculos y tendones, pág. 55.

Okoubaka - tabl.
Okoubaka aubrevillei es un árbol de hasta 25 metros de altura que crece en las selvas de África occidental. La tintura madre se obtiene de la corteza. Campos de aplicación:
- retraso en la recuperación, pág. 18
- indigestión, pág. 46

Paeonia officinalis -dil
Paeonia officinalis. La rosa de Santa Clara es originaria de Europa. Las raíces frescas se utilizan para preparar el remedio. Campos de aplicación:
- hemorroides, pág. 44

Paris - dil.
Paris quadrifolio. La uva de raposa se encuentra en Europa y en el

norte de Asia. El remedio se prepara con la planta fresca. Campos de aplicación:
- cefaleas

Passiflora - dil.
Passiflora incarnata. La flor de la pasión es originaria de Noteamérica. Para preparar el remedio se utiliza la planta fresca. Campos de aplicación:
- trastornos del sueño, pág. 17

Petroleum - dil.
Petroleum. El petróleo es un aceite mineral que se prepara con diferentes métodos. Campos de aplicación:
- trastornos circulatorios
- enfermedades cutáneas

Phosphorus - dil.
Phosphorus. El fósforo amarillo se obtiene con procedimientos especiales. Campos de aplicación:
- afonía, pág. 31

Phytolacca - dil. / tabl.
Phytolacca americana. La hierba carmín crece en Norteamérica y se cultiva en el sur de Europa. Se utilizan las raíces frescas recolectadas en otoño. Campos de aplicación:
- faringitis, pág. 28

Plantago major - dil.
Plantago major. La zaragatona está extendida por Europa, América y Asia. La tintura madre se prepara con la planta fresca. Campos de aplicación:
- disminución del tono vesicular, pág. 53

Platinum metallicum - tabl. / dil. a partir de **D 6**
Platinum metallicum. El platino se obtiene con procedimientos especiales. Campos de aplicación:
- enfermedades gastro-intestinales

Pulsatilla pratensis - dil.
Pulsatilla pratensis. La stilla es originaria de Europa. Se usa toda la planta fresca. Campos de aplicación:

- dolencias durante la menopausia, pág. 55
- acné, pág. 62
- enfermedades infantiles, pág. 66

Ranunculus - dil.
Ranunculus bulbosus. La flor de San Diego crece en Europa y Norteamérica. Con la planta fesca y en flor se prepara la tintura madre. Campos de aplicación:
- neuralgias

Rhododendron - dil.
Rhododendron. El rododendro es una planta europea. La tintura madre se prepara con las ramas secas y con hojas. Campos de aplicación:
- enfermedades reumáticas

Rhus toxicodendron (Toxicodendron quercifolium) - dil. / tabl.
Rhus toxicodendron. El zumague venenoso es un arbusto proveniente de Norteamérica. Para obtener el remedio se utilizan las hojas frescas. Campos de aplicación:
- estados de debilidad, pág. 15
- dolencias reumáticas, pág. 56
- enfermedades infantiles, pág. 66

Robinia - dil.
Robinia pseudacacia. La seudoacacia proviene de Norteamérica. La tintura madre se prepara con las raíces frescas. Campos de aplicación:
- tos, pág. 48

Rumex crispus - dil.
Rumex crispus. La hierba de la paciencia es originaria de Europa y Asia. La tintura madre se obtiene de las raíces frescas. Campos de aplicación:
- tos, pág. 35

Ruta graveolens - dil.
Ruta graveolens. La ruda es frecuente en el sur de Europa. Se usa la hierba fresca. Campos de aplicación:

- afecciones oculares, pág. 23
- tendinitis, pág. 58
- consecuencias de lesiones, pág. 65

Sabadilla (Schoenocaulon officinalis) - dil.
Sabadilla officinalis. Las simientes de sabadilla proviene de México. La tintura madre se obtiene de las semillas maduras. Campos de aplicación:
- fiebre del heno, pág. 34

Sabal (Serenoa repens) - dil.
Sabal serrulata (Serenoa repens). La palmera de América está muy extendida por América. El remedio se prepara con los frutos frescos y maduros. Campos de aplicación:
- enfermedades de la próstata

Sabdariffa - dil.
Sabdariffa, la denominación botánica del Hibiscus sabdariffa, es una planta originaria de la India. La tintura madre se prepara con las flores secas. El remedio también está disponible en forma de pomada. Campos de aplicación:
- afecciones de las venas

Sabina (Juniperus sabina) - dil.
Juniperus sabina. El enebro sabina es un arbusto común en América y Asia. Las puntas frescas de las ramas junto con sus hojas se utilizan para preparar la tintura madre. Campos de aplicación:
- trastornos propios de la mujer.

Sambucus - glob
Sambucus nigra. El saúco está muy extendido por Europa y Asia Central. Para preparar el remedio se aprovechan las hojas y flores frescas. Campos de aplicación:
- enfermedades de las vías respiratorias, pág. 33

Sanguinaria canadensis - dil.
Sanguinaria canadensis. La sanguinaria de Canadá se encuentra en Norteamérica y México. Con el rizoma seco y las raíces, que se recolectan en otoño, se prepara la tintura madre. Campos de aplicación:

- estados de dolor, pág. 22
- dolencias durante la menopausia, pág. 55
- afecciones reumáticas, pág. 56

Sarsaparilla - dil.
Smilax officinalis. La zarzaparilla es el nombre botánico de la planta, originaria del continente americano. La tintura madre se prepara de las raíces secas. Campos de aplicación:
- afecciones cutáneas

Scutellari lateriflora - dil. / glob.
Scutellari lateriflora es originaria de Norteamérica. La tintura madre se obtiene de la planta fresca. Campos de aplicación:
- trastornos del sueño, pág. 17

Secale - dil. / tabl.
Secale cornutum. El cornezuelo del centeno se denomina la forma constante en la cual aparece el hongo parasitario Claviceps purpurea. Este hongo crece sobre los granos de centeno. La tintura madre se obtiene de los granos secos. Campos de aplicación:
- trastornos de la circulación sanguínea

Senega (Polygala senega) - dil.
Polygala senega. La polígala senega de Virginia es una planta que crece en Norteamérica. Para preparar el remedio se utiliza la raíz seca. Campos de aplicación:
- tos, pág. 36

Sepia - tabl. / dil. a partir de **D 6**
Sepia. La sepia segrega una sustancia de sus glándulas de tinta en caso de peligro. La secreción seca sirve para preparar la tintura madre. Campos de aplicación:
- malestar (del embarazo), pág. 47

Silicea (Acidum silicicum) - tabl. / dil. a partir de **D6**
Silicea. La sílice del cristal de roca forma parte del tejido vegetal (p.ej. de las cañas). Campos de aplicación:
- otitis, pág. 24
- atrofia de las encías, pág. 27

- amigdalitis crónica, pág. 29
- trastornos de la cicatrización, pág. 62
- micosis de las uñas, pág. 63

Solidago virgaurea - dil.
Soligado virgaurea. La vara de oro es una planta muy extendida que crece en Europa, Norteamérica y Asia. Se utilizan las flores frescas. Campos de aplicación:
- pérdida de tono vesicular, pág. 52

Spigelia - dil. / tabl.
Spigelia anthelmia. La reina de los prados es originaria de Sudamérica. La tintura madre se prepara con la hierba seca. Campos de aplicación:
- cefaleas
- neuralgias.

Spongia (Euspongia officinalis) - dil. / tabl. / glob.
Espongia officinalis. La esponja pertenece a los celentéreos. Se encuentra en las costas del Mediterráneo y del Atlántico. Campos de aplicación:
- tos pesudo-crupp, pág. 31
- tos, pág. 35

Stannum metallicum - tabl. / dil. a partir de **D 6**
Stannum metallicum. El estaño se obtiene por medio de procedimientos especiales. Campos de aplicación:
- estados de debilidad

Staphisagria (delphinium staphisagria) - dil.
Delphinium staphisagria. La hierba piojera crece en el sur de Europa. La tintura madre se prepara con las semillas secas y maduras. Campos de aplicación:
- afecciones oculares, pág. 23

Stramonium (Datura stramonium) - dil./ tabl. / glob.
Datura stramonium. La mata del infierno casi puede encontrarse en todo el mundo. El remedio se prepara con la planta fresca en época de floración. Campos de aplicación:
- trastornos del sueño, pág. 18

Strontium carbonicum - tabl.
Strontium carbonicum. El carbonato de Strontium se obtiene con métodos especiales. Campos de aplicación:
- dolencias de la columna vertebral, pág. 57

Sulphur - dil. / tabl.
Sulphur. El azufre se obtiene con procedimientos especiales. Campos de aplicación:
- retraso en la recuperación, pág. 19

Sulphur iodatum - tabl.
Sulphur iodatum. El yoduro de azufre es un compuesto de azufre y yodo, obtenido con métodos especiales. Campos de aplicación:
- acné, pág. 62

Tabacum (Nocotiana tabacum) - dil.
Nicotiana tabacum. El tabaco es originario de la América tropical. Para obtener la tintura madre se necesitan las hojas secas. Campos de aplicación:
- malestar producido por un viaje, pág. 45

Taraxacum - dil. / tabl.
Taraxacum officinale. El diente de león es común en todo el mundo. El remedio se prepara con la planta fresca y en flor. Campos de aplicación:
- dolencias hepatobiliares.

Thuya - dil. / tabl.
Thuya occidentalis. El árbol de la vida es orginario de Norteamérica. Para obtener el remedio se usan las ramas frescas junto con las hojas. Campos de aplicación:
- verrugas, pág. 62

Veratrum album - dil.
Veratrum album. El eleboro blanco cerce en las zonas montañosas europeas. La tintura madre se prepara con el rizoma seco. Campos de aplicación:
- trastronos cardiocirculatorios, pág. 39
- diarreas, pág. 48
- dolores menstruales, pág. 54

Viburnum - dil.

Viburnum opulus. El durillo es un arbusto que se encuentra en Europa, Norteamérica y Asia. Para preparar el remedio se usa la corteza fresca de las ramas y los troncos jóvenes. Campos de aplicación:
- dolores menstruales, pág. 54

Viola tricolor - dil. glob.

Viola tricolor. El pensamiento salvaje es originario de Europa. Con la planta fresca se hace la tintura madre. Campos de aplicación:
- afecciones cutáneas, pág. 61

Zincum metallicum - tabl. / dil. a partir de **D 6**

Zincum metallicum. El zinc se obtiene por medio de procedimientos especiales. Campos de aplicación:
- trastornos del estado general, pág. 14

Zincum valerianicum - tabl.

Zincum valerianicum. El valerianato de zinc es una mezcla de zinc y ácido valeriánico. Campos de aplicación:
- trastornos del sueño, pág. 18